精神療法家として生き残ること

精神分析的精神療法の実践

ニナ・コルタート 著

館 直彦 監訳

訳
藤本 浩之・関 真粧美

岩崎学術出版社

アギ・ベーネへ

How to Survive as a Psychotherapist by Nina Coltart
Copyright © Nina Coltart 1993
Japanese translation rights arranged
with the Society for Promoting Christian Knowledge, London
through Tuttle-Mori Agency, Inc., Tokyo

監訳者まえがき

　「生き残るsurvival」ということを最初に言い出した精神分析家は誰なのだろうか。最初に言い出したのが誰なのかは分からないが，私たちは，Winnicott, Casement, Bollasなどの英国独立学派の著作を通してこの言葉を知っている。この言葉を遍く知らしめたのはWinnicottである。Winnicottは，1950年ころに刊行された『精神分析的設定内での退行のメタサイコロジカルで臨床的な側面』（Winnicott著，北山修監訳『小児医学から精神分析へ』所収）などですでにこの言葉を用いているが，何よりも『対象の使用と同一視を通して関係すること』（Winnicott著，橋本雅雄訳『遊ぶことと現実』所収）において，「分析家が生き残ること」しかも，ただ生き残るのではなく非報復的に生き残ることが重要であることを論じていることは有名である。この考えのルーツには赤ん坊の攻撃性を生き残る母親がいることは周知のことである。仕返しすることなく生き残ることができる母親がいることで，赤ん坊は自分の攻撃性を発揮しても対象が壊れないことを知り，安心して攻撃性に身を任せることができるようになるのであるが，このようなことは普通の母親なら誰もがしていること，というのがWinnicottの考えであった。彼が，普通の母親が生き残ることを主張したのは，現実の母親などの環境の果たす役割を，改めて強調する意味もあったように思われる。さらに，最近のようにトラウマという考えがもてはやされる時代には，誰であれともかく生き残ることが大事になっている，と言うこともできるかもしれない。

　このような経験は，Winnicottが考える「本当の自己」を生きるためには不可欠なものであり，だからこそ患者は精神療法家が生き残ることができるのかどうかを真剣に問いかけてくることになる。そうした問いかけ/闘いに精神療法家が無防備に応じていたのでは，たいへんなことになってしまうかもしれない。それでは精神療法家はどうしたら良いのか，という

ことが本書のテーマである。ただ，Coltartは，ここで大きな比重の移動を行っている。Winnicottが重点をおいていたのは，精神療法家が生き残ることによって，患者に何が起こるのかということだったが，Coltartは，そういったこともちろん大事だとしても，精神療法家が生き残るとはそもそもどのようなことなのかを問うているのである。Coltartは，精神療法家はただ生き残っているだけではダメなのであり，楽しく生き残らなければならず，さらに創造的に生き残らなければ意味はないと考える。そういうことを考えると，survivalは，闘いや惨禍をどうにか潜り抜けた意味合いのある「生き残る」と訳すよりは，「生き延びる」と訳す方が適切なのではないかとも思われたが，これまで一般に「生き残る」と訳されているので，本書ではそれを踏襲することにした。

　本書は"How to"本であるが，それだけにはとどまらない深い含蓄がある。Coltartは，自らの経験を元に「若い」(といっても年齢的に若いということではなく，まだ専門家としての経験が若い) 精神療法家や精神療法家を目指す人に，精神療法家になることがいかに苦しく，同時にいかに楽しいかを綴っていく。著者の思考は，精神療法家という職業は一体どういう仕事なのかというところから出発し，何故自分がその職業を選択することになったのか，その中でどんな困難に出会い，それを克服し，また喜びも見出し，今やそれからリタイヤしていこうとしているのだが，自分が何を目指していたのかへと広がっている。語られることには自伝的なものが多く含まれており，また長年にわたって精神分析家，精神療法家として活躍してきた著者の本音，生の感想を聞くことができる。内容は，いくつかのテーマにまとめられているものの，語り口は思いつくまま，縦横無尽と言ってよく，これまた英国独立学派の伝統と言ってよいエッセイ調となっている（独立学派の理論では，患者を豊かな連想に導くのが良い解釈であるように，読者をどれだけ連想に導くことができるかが良い本のメルクマールになるであろう）。本書は，"How to"本とは言っても，臨床上の悩みに直接的な解答が用意されているわけではないが，読み進めていくうちに様々な連想が思い浮かぶということから，とても優れたエッセイであるといえる。ただ，その記述をとおして浮かび上がってくるのは，精神療法家と患者の関係は，技術的なレベルの問題に還元されるものではなく，やは

り「信念」(faithここではとりあえず「信念」と訳しておく)の問題である，という主張である。これは，Coltartの最も有名な論文『「ベツレヘムに身を屈めて歩くこと……」あるいは，精神分析において思考の及ばぬことを考えること』(Kohon編，西園昌久監訳『英国独立学派の精神分析』所収)から一貫して流れているテーマである。

　著者Coltartの人物については，本文中で自ら語っているし，解題でも詳しく述べられているので，ここでは詳しく触れないが，英国独立学派の精神分析家として活躍した人である。本書は，一見入門書の体裁を採っているが，入門者や初心者にのみ向けられた本ではない。ベテランの臨床家が読んでも，色々と示唆に富む本であると思う。著者はOxford大学で文学を専攻してから医学を専攻した人であるから，文学の素養のある人でもある。そういう人の文章であるから，決して難しい書き方がなされているわけではなく，YeatsもAudenも引用されてはいないのだが，とても格調の高い文章となっている。そのニュアンスを，この翻訳でどこまで伝えられたかと思うといささか心許ないしだいであるが，精神分析や精神分析的精神療法の臨床で，治療者と患者との関係に興味のある方には是非手にとっていただきたいと願うしだいである。

　2006年10月

館　直彦

謝　辞

　この本の中で私は折にふれ，自分の最初の論文『ベツレヘムに向け身を屈めて歩くこと』について言及しています。私は友人であるグレゴリオ・コーホンGregorio Kohonに感謝します。彼は精神分析家で，『英国独立学派の精神分析——対象関係論の展開』の編者でもあります。彼はその中にこの論文を収めてくれましたし，私がものを書き続けることを励ましてくれました。

　私は以下の方々にも感謝を表します。ジュディス・ロングマンJudith Longmanはシェルドン・プレスSheldon Pressの編集長で，この本のもととなるアイデアを出した人であり，私に書くよう勧めてくれました。デイビッド・ブラックDavid Blackはこのシリーズの監修者で，精神分析家でもあります。彼は完璧な中年男性で，この本を企画するのを助けてくれました。ルス・レビッドRuth Levittは全体にわたって建設的な批評を与えてくれ，索引を作ってくれました。そして私の古くからの友人，イザベル・ビンセント Isabel Vincent は私の手書きの原稿を正確に読んでくれたうえ，ワープロにおこしながら上手に編集してくれました。最後に，クリストファー・ボラスChristopher Bollasにも感謝したいと思います。彼はこの本について私と議論してくれ，執筆を続けるよう励ましてくれました。

ニナ　E. C. コルタート
1992年9月

目　次

監訳者まえがき　i
謝　辞　iv

はじめに　*1*

第1章　楽しみながら生き残る　*2*
精神療法家の苦難／トレーニングを生き残る／経済・時間・家庭の苦難／使命感／大量の文献を生き残る／トレーニングや教育精神療法からの別離

第2章　精神分析 VS 精神療法？　*15*
精神分析と精神分析的精神療法の違い／精神分析の黎明期／精神分析的な治療の共通点／再び，精神分析と精神分析的精神療法の違い／教育分析，教育精神療法／理論と臨床の現実／ビオンの「記憶なく，欲望なく」／臨床での直感

第3章　うわべはささいなこと　*31*
臨床実践におけるささいなこと／患者？　クライアント？／患者の見つけ方／面接室の一見ささいなこと／治療者のふるまい／料金の受け渡し／診察室での喫煙／名前の呼び方／外部からの妨害とその影響／患者からの贈り物

第4章　パラドックス　*51*
パラドックスを知ること／初心者のパラドックス／パラドキシカルな倫理／解釈のパラドックス／治療者であることのパラドックス／自殺というパラドックス／ある自殺した症例

第5章　アセスメントの喜び　*74*
精神療法をすすめない時に／普通の紹介者たち／アセスメントの新鮮さ／予約でのアンビバレンス／適応と適応外／医学的知識が役に立つ時／心気症とヒステリー／アセスメントの自信

第6章　アセスメントの技巧　　*95*
　　　　アセスメントの技巧／患者を紹介すること／心理的資質／アセスメントを始める際に／アセスメントですること／アセスメントで何を知るのか／アセスメント診断とそのあと

第7章　事実は小説よりも……　　*111*
　　　　精神科開業医時代の驚き／ある奇妙な患者との長いつきあい／ある年老いた患者／臨床の面白味

第8章　余暇と生活　　*133*
　　　　座りっぱなしの仕事／旅／講演旅行／家族／一人でいること／精神療法協会のメンバーでいること／信じること／宗教と精神分析／仏教と私／精神療法家としてのあり方

参考文献　*160*
解　題　*162*
索　引　*174*

はじめに

　第二次世界大戦の影響で「生き残る（survival）」という概念は特別な意味をもつようになりました。英語圏の適度に教養のある大人であればみな，ナチスドイツ体験や強制収容所を生き残った人々——多くはユダヤ人の方でしたが——に結びつく，その特別な意味を理解しています。ですから，「生き残る」という用語は，私のようにユダヤ人ではない一般の精神療法家にはほとんど無関係とも思えます。しかし，生き残ったユダヤ人や，時間が経つにつれ明らかになっている彼らの子どもや親族らのとても長きにわたる密かな苦しみを想う時，「生き残る」ということの生々しく苦痛に満ちた意味について考えさせられます。その言葉は単にこの世で生き続けるという意味なのですが，この世は往々にして回復不能なまでに傷つき，それがどうしようもなく後の世代にまで病んだ影をおとすものなのです。
　ですが，私は「生き残る」という概念のより明るい，幸福や創造性を含んだ前向きな経験としての側面を示すことも意義があると思います。それが「精神療法家として生き残ること」を取り上げた理由です。恐ろしいまでの奇妙さに歯をくいしばり，死に物狂いで格闘し続けることは，治療者であることの意味をとても大きく揺るがすものでしょう。「生き残る」という言葉には本当は前向きな意味が含まれているのに，その点を語られることはほとんどありませんでした。しかし，その言葉の奥には，生き残る経験そのものの喜び（enjoyment）や，生き残ったことで——仕事の時やのんびりしている時も，ただ一個人として過ごしている時も——人生全体に深みが増すことそのものの楽しみ（enjoyment）が，本当は潜んでいるものなのです。

第1章 Survival-with-Enjoyment
楽しみながら生き残る

精神療法家の苦難

　精神分析的精神療法をフルタイムの仕事として行っていく生活は，情緒的にも心理的にも大変なものです。そこで出会い，あつかい，乗り越えていく，この苦難の性質を考えれば生き残る（survival）という言い方は妥当なものでしょう。日々の仕事にチャレンジの要素が何もなかったら，そうした日々を生き続ける意義はあまりないものです。楽しみながら生き残ること（survival-with-enjoyment）には必然的に，ある種の問題と出会い，それが解決されるというニュアンスが伴います。それは，忍耐や緻密な工夫，労力を必要とするけれど，それらが実って過去のものとなるにつれて特別な満足が得られるような苦難なのです。

　これらの苦難は，なにも甚大で命にかかわる飢えや寒さのようなものというわけではないので，この表現について理由をもう少し追加する必要がありそうです。ですが，私たちの特殊な文脈としての「精神療法」という構造それ自体が特殊な苦難を否応なしに含んでいることをふまえれば，楽しみながら生き残ることで可能になる気楽さにくらべ，そこにある問題は時に克服不能で，精神的な苦難も本物で，大袈裟な表現ではないと言えるでしょう。

　このような苦難とはおおむねどんなものなのでしょうか？　まぎれもなく洗練され続けてきたこの構造における苦難とは，ある種の孤独なのでしょうし，何かしら治療的に助けになるものが見出せるだろうという希望——もしくは，信念（faith）——に基づいて自分自身を他人の内面の苦痛に主体的に捧げ続ける情緒的重圧のことなのです。

　高尚な問題と言われてきたこうした問題は，一般の方には一瞥しただけ

ではわからず，それゆえ，それらを悩むこと自体ばかげているように思われてきました。それに，私たちは別に不平をこぼし続けるわけではありません。深刻な不安や全くの困惑，それに他人の莫大な不幸に接して絶望的に無力を感じて過ごす時間がどんなものであれ，私たちは自分たちが自分自身でそれに取り組もうと**決めた**のだと自覚しています。それで私たちの多くは，仲間や同僚や家族など，私たちの苦難を理解してくれたり，それが私たちにとってリアルなものだと受けとめてくれる周囲の人たちにだけグチや不平を言うよう，とても慎重に気をつけています。

　私たちがこうしたもっともな希望のもとで追い求めているものこそが「楽しみながら生き残ること」です。私たちは仕事そのものが豊かな満足の源になりうると知っています。ですから私たちは，グチをぶつける対象ではなく，最大限楽しく生き残る方策を探す方に興味があるのです。そのためには，これから旅立つ人にも旅の途上にある人にも，これらの苦難のいくつかや「危険地帯」についての大まかな地図と，「今までのところ楽しみながら生き残っている先人」からの情報が役に立つでしょう。

　楽しんで生き残ることについて本格的に書こうと吟味しはじめたとき，私は初めに思っていたよりどうしても自伝めいてしまうことに気づきました。結局，この本は単なる「How to」本ではないのです。もし私がみなさんの助けになりそうなことをたくさん並べるだけだとしたら，たちまちそれは鼻持ちならないほど偉そうなものか，堅苦しいものか，全く生産性のない退屈なものになってしまうでしょう。いえ，多分その３つ全てでしょう。それに何よりうさん臭いものになってしまいます。どうして私がそんなようなことを知っているというのでしょう？　ましてみなさんにどうあるべきかを話すとしたら，私は何様のつもりなのでしょう？

トレーニングを生き残る^{訳注１）}

　第１段階となるトレーニングの時期（長くとも５年ほどなのですが）を生き残るのは，その後の段階を生き残るのとはとても異なります。別の言い方をすれば，「精神療法家になること」と「精神療法家であること」は根本的に異なるということです。おそらく，第２段階，すなわち「精神療

法家である」段階の初期は最も厳しい時期ですし，最も詳しい地図が必要になるでしょう。次に待ち構えている荒涼として険しい頂への（自ら決めた）登山に比べれば，「精神療法家になる」段階は穏やかで木の茂る丘陵のなだらかな道のりくらいに簡単なものです。その前にはそんな風に思えないかもしれませんし，往々にして後で振り返って初めて分かるのですが，若い——もしくは，最近認定されたばかりの，と言った方がよいのかもしれませんが——精神療法家はその差が単に程度の違いではなく，まったく異なった次元に突入したことに気づくものです。

　「若い」という概念は慎重に使うべきでしょう。というのは，私たちほど年をとってから新たに認定される専門職を私は知らないからです。大学の世界では，教授になることがその時点まで一般スタッフだった人にとっては比較的目新しい経験になりますし，新たな挑戦を意味しますが，だからといって質的に大きく変化するわけではありません。精神療法家が新たに資格を取得するのはおおよそ30代か，最近ではより遅くて40代になる頃なのです。

　いったい第1段階とその後では何が違っているのでしょう？　それはトレーニングそのものの性質に由来しています。その間は，精神療法研修機関でのよく考えられた構成のもと，細心で綿密な体制が過保護な母親のように研修生を取り巻いています。トレーニングを抜け出て，資格取得後の実践に移行することは，大きな隔たりを意味します。ある場合はこの綿密に支えられた体制はゆっくりと剥がれ落ちていき，他の場合は周到な用意

　訳注1）ここでは，英国での精神分析的精神療法の研修について描かれている。まず，精神分析と精神分析的精神療法の研修のちがいについてだが，どの国であれ，精神分析の研修には，週4日以上でカウチを用いる教育分析，それと同じ条件の研修症例およびそのスーパービジョン，多くのセミナー受講が要求される。これは国際精神分析協会傘下の各国精神分析協会が主催している。一方，精神分析的精神療法には国際的な研修基準はなく，各国の精神分析協会か精神分析的精神療法協会が認定する。その研修上の必要条件も国や認定組織によりばらつきがあるが，精神分析の研修よりは軽減されたものである。わが国の精神分析的精神療法資格には，日本精神分析協会による教育精神療法を要するものと日本精神分析学会による教育精神療法を要しないものとがある。英国との大きな違いとして，英国には，NHS（国民健康保険サービス：日本の厚生労働省）の嘱託機関となっている研修機関が少数ながら存在すること，そこでは研修生は研修患者を無料で引き受けること，などがある。しかし，近年英国では，複数の精神療法協会がNHSによらない研修システムを構築している。英国での精神分析・精神療法の実情については，『精神分析入門講座——英国学派を中心に』（松木邦裕監訳，浅野元志訳，岩崎学術出版社　2006）に詳しい。

のもとで段階的に修了生の方から去っていくこともあります。ですが多くの場合，それは突然すっかりなくなり，研修生は自覚上はそれまで望んでいた独立をすることになるのです。現実的にはかつてそうだったように自信と責任のある中年期の成人として世間に戻る一方で，トレーニングから経験不足で裸のまま表に出ることになるという主観的な矛盾自体，旅の途上で出会う困難な危険地帯の一つとなりうるでしょう。

力動的精神療法家や精神分析家になるトレーニングをしている研修生が他の分野の学生と同じ生き物ではないということを理解してもらう必要があるでしょうが，これこそが一般の人に奇妙に見えるところなのです。一つには，私たちの研修生は，すでに医学や心理学，ソーシャルワーク，人類学，時にはもっと周辺の分野の大学を卒業して少なくとも学士は得ている人たちなのです。

研修生の中には——知識や実力や年功がたりないという含みがあるため——「生徒（student）」というレッテルをトレーニングの間ずっと嫌っている人もいます。また，再び勉強する立場になり，与えるより受ける側になったことを新鮮に感じ，少なくとも人生のこのひととき，正式な責任から開放されたことを喜ぶ者もいます。私はこうした喜びを享受することが生き残るのを助けるように思います。たとえその人の性格傾向に反するものであっても，それは可能だと思うのです。何はともあれ，この卒後のトレーニングを受けることに決めたわけですから，それにその間は過保護なまでに支えられる傾向はあるのですから，しっかり腰を下ろして楽しんでもよいと思います。

経済・時間・家庭の苦難

多くの研修生は常勤やパートの仕事をしており，トレーニングもなるべくそれらに合わせて調整しないといけません。いくつかの精神療法協会は奨学金や助成金を出すゆとりがありますが，それでもトレーニング代全部はまかなえませんし，多くの研修生はそれらを受けられません。トレーニングには多大な費用と時間を要するので，自分で始めたことなんだとしっかり自覚しておかないといら立ちの原因になります。それに気持ちの上で

は，経済的な風通しの良さはトレーニングの楽しさを最大限引き出してくれます。

　一部の人にとっては，時間の問題の方が経済面のそれよりずっと深刻です。トレーニングの正に中核となるのですが，研修生は標準型精神分析か濃密な精神分析的精神療法も受けることになります。それに，週の内，2・3日の夜は講義かセミナーにあてられます。全トレーニングの最後の2年は，トレーニングのために無料で患者に精神療法を行い，その各々の症例について異なるスーパーバイザーに毎週相談するため，さらに数時間の無給の時間が増えます。

　ほとんどの場合，教育精神療法家は，当然ながら通常の仕事時間に患者（研修生）をみているので，研修生は1週間に最低でもおよそ12～17時間はトレーニングのために無給で時間を捧げていることになります。ここで私が「最低でも」と言ったのは，多くの研修生が各プログラムごとにさらに数時間ずつの移動時間を割いているためです。もし研修生が，自分が受ける治療や移動時間や週に十数時間ずつ夜間に費やすセミナーやスーパービジョンで日々が埋まっているなら，資格を得るまでの訓練後半の2年以上の期間，ほとんど全部の仕事時間をあてている計算になります。

　精神分析的精神療法家になるための訓練は，古典的な規範を完全に満たす精神分析家の訓練よりは求められるものが少ないとはいえ，十分に厳しいものです。訓練のために自分や患者の治療に必須とされている頻度は週3日ずつですが，精神分析的精神療法家を目指す研修生の多くは標準型（週に5回）の精神分析療法を受けようとします。トレーニングを終え，独立独歩の生活をしていきたい——いえ，取り戻したい——という目標に向かっている研修生にとっては，「生き残る」という表現が正に言いえて妙なのではないでしょうか？

　若い家族の養育にできるだけ参加したいと思っている既婚の研修生にとって，トレーニングには深刻な障害が伴います。本当に適している志願者の数が着実に減っていっているのは，全くもってこのためなのではないかと思わずにいられません。年長の指導者が現実世界の感覚に疎くなっていることが責められることがありますが，この疑惑は十分あたっていることもあるようです。30歳前後の医師があまり訓練に応募してこない理由につい

て長い間真剣に議論されていますが，自分の子どもたちが成育途上で，ただでさえ仕事が大変な中年期に，たくさんの時間を費やすことになるという見通しの恐ろしさは忘れられがちです。

　古参で独身の精神分析家の中には（そこにもうすぐ私も加わることになるので気をつけないといけないのですが），「精神分析」に全力を尽くせば研修生の抱える問題はどれも乗り越えられるとでも言うようにふるまう人もいるようです。これは時代錯誤で見せかけの理想に走っただけのナンセンスなことです。使命感（vocation）は強固なものかもしれませんが，トレーニングは以前よりも大変になってきていますし，継続するための苦難は恐ろしく現実的なものです。ですから，研修生は，毎学期末には往々にしてへばり気味か，実際へばっています。教育精神療法や教育分析で結婚生活が破綻することもありますし，研修生の子どもたちが不安定になることもあります。

　精神療法の指導者の中には（先にあげたタイプの人と重なっていますが），まるでそれこそが精神的な病（やまい）すべてに対する至高の治療だとでも言わんばかりに，そうした配偶者や子どもたちも精神療法や，ことによると精神分析を受けるのがよいとかいう人がいます。改めて私は，こうしたことこそが一般の人たちに私たちが世間一般とは異質なものと思われやすくする原因だと思うのです。家族が精神療法を受けることで時間やお金をさらにつぎこむことは，夫や父親／妻や母親にのしかかるトレーニングの重荷がもたらす家族の重大な混乱の解決にも助けにもなるとは思えません。

　「楽しみながら生き残ること」はかなり工夫をしたり，初めの決心の背後にある強い使命感によって確かに達成可能なのですが，現実には大変なことだということがここまでで分かっていただけたと思います。しかしながら，「精神分析」を理想化する独特の傾向やそこから生じる諸々は，研修生の指導者がどうふるまったところで解消するものではないでしょう。

　この，分析やその影響力を理想化する傾向は，トレーニングコース中に何人かの分析家や精神療法家に出会う中でどうしても育まれるものですし，研修生にとっては，課せられた要求に耐え抜くために必要なものでしょう。ですが，彼らが資格を得て間もなく，その理想化は速やかに減少し，時に

は全く消失すること——そうあるのがまったく正しく，望ましいと思うのですが——は，注目に値します（第6章を参照）。このことは，資格取得前には理想化を保つ無意識のものすごい影響力が存在することを意味しています。つまり，理想化は，トレーニングが持つ幼児退行的な効果と不可分に，その期間中続くのです。それは，まさに研修生であるという事実によって育まれやすいもので，また，そうした事態が生じていると彼らが気づいたところで避けがたいものです。研修生はみな自分の精神療法を受けており，それによってどんな安定した性格の人でも退行的な方向に引っ張られています。それにもちろん，有望な研修生は往々にして安定した性格の持ち主ではないものです。「普通の」人が優れた治療者にはなりにくいことは，私たちのこの奇妙な業界ではほとんど定説となっています。

使命感

　私はここまでに「使命感（vocation）」という言葉を何度か使いました。その言葉が全く異なる脈絡，すなわち宗教の信奉者を示す言葉から来ている事実を知ったうえでです。知ったかぶりをするなら，この言葉はラテン語で来訪者（Caller）を意味するvocareすなわち「招来（call）」に由来しています。私たちの研修生が宗教の信者，少なくとも一神教の信者であることはほぼないと言えるでしょうし，使命感という考えを使う際，私は個人がまったくその人にとって正しいと思える目標を追及する時の深い感情に根ざした知性的な信念について述べているのであって，たとえば「神に導かれて」といったような宗教的な考えによるものではありません。ここで，私はこのことを説明しておく必要があるでしょう。というのは，説明なくこの用語を用いた時に，一度ならず「宗教信者」とかみあわなかったことがあるからです。
　この特別な生き方が自分自身にとって正しいという強い感覚は使命感と呼ぶにふさわしいものですし，楽しみながら生き残るという極めて深く，息の長い経験の源泉となるのはこうした使命感にあふれた性向なのだと思うのです。使命感を達成するには大変な苦難に持ちこたえる必要があるものです——実際，求められるある種の辛抱強い忍耐は，使命感が試される

一つの目安です。私はごく初めの頃から，自分で使命感とみなすゆるぎない感覚を抱いていました。私にこのテーマに取り組む権利があると思えるのは，自分が長いこと適材適所にいると確信しているからなのです。

大量の文献を生き残る

　私が訓練の幼児化効果として述べたことは，学ぶべきことがいかに多いかということに関連しています。特に，私が訓練を始めた時にまさにそうだったように，研修生が全てにわたって何も知らない時にはなおさらです。何しろ，多数の学術誌にコンスタントに新しい論文が出るため，現代ではほとんど毎週のように大量の文献が増えているのです。大概，ほとんどの治療者は，多くても3つ4つの定期購読誌から選んだ記事だけ読んでよしとするようです。それ以上にすると，たちまちそれらに追い詰められてしまうでしょう。前に述べたとおり，研修の間は，空いている時間は最低限になっているので，認定後に，特に理論的テーマについて数週間教えるだけで，研修生向けの必読書リストを準備するなら最少限にすべきだと気づくでしょう。長々とした読書リストも将来役立つ参考文献目録としては意味があるでしょうが，講師やセミナー主催者が，講義の準備のために研修生がそれら全てを読んでくると本気で期待するなら，がっかりするだけです。最近私は，修了年次の研修生にだけ——彼らが技法について何らかの助けがいると最も痛感しだす頃なので——技法の講義をするようにしています。その時私は研修生たちにフロイトの技法に関する5・6篇の論文（1912-14）だけを読むよう求めます。これはある意味，それらが新鮮で説得力があり，即効性があるすばらしい論文だからです。また，もし訓練期間中に研修生ができるだけ多くフロイトの文献を読めたなら，少なくとも他の膨大な文献の基盤となったものを取り入れることができると私が思っているためでもあります。

トレーニングや教育精神療法からの別離

　認定を受けた後の最も顕著な変化は，研修生に注がれていたていねいな

配慮や関心がすべて消え去ることです。多くの研修生はそれらの喪失がどれほど大きいか予期していませんし，失って初めて身にしみて理解できるものです。資格認定後も教育精神療法は数年続くことが多いのですが，その終結こそが最も辛い離別になります。それが続いている間は，他の形のサポートに対する喪失感は身を潜めています。そうは言ってもこれらの喪失感も著しいものです。

それぞれの研修生にはトレーニング期間中，進行アドバイザーがあてがわれます。その役は教育分析家かベテランの教育精神療法家が担い，どちらかというとオックスブリッジ（Oxbridge）[訳注2]での生活指導チューターのような機能を果たします。研修生が，実生活でおきるいろいろな問題や教育精神療法での問題を相談できる信頼のおける先輩といった役割です。多くの研修生がこのアドバイザーにたくさん頼りますが，その関係は資格取得と同時に終りを告げます。

トレーニングのためのケース・スーパービジョンの扱いは，そのスーパーバイザーによってそれぞれです。トレーニングを修了した研修生にしばらく会い続ける人もいれば，私のように彼らが資格を取得したらなるべく早いうちにすっぱりとスーパービジョンを終える者もいます。私がそうするのは，そのケースの作業があまりにも不安定でない限り，認定を取得しての治療者がなるべく早く自分だけでの治療を始められた方がより良い，という私自身の考えによっています。精神療法は基本的に，自己への信頼を基盤とした技術なのです。なるべく早く訓練というマユから出られた方が，こうした中年期の大人はより早くそのことに気づけるものです。

ですが，完全にそのことに気づくのは，自分の教育分析や教育精神療法が終る時でしょう。これらの一連の喪失体験を生き残ることは，精神療法家としての自分の人生の中でも最も大変な過程になりえます。それまで莫大な量を注ぎこんだ情緒を今やゆっくりと回収し，それを再配置していかないとなりません。この別離はとても生々しく，多くの場合，その人の人生の中で最も重要だった関係との別離に次ぐものです。

治療終結についてはたくさんの論文が書かれてきましたが，フロイトの

訳注2） 英国の名門大学，オックスフォードOxfordとケンブリッジCambridgeをまとめた呼称。

1937年の論文「終りある分析と終りなき分析」(Freud 1937) を超えるものは未だに出ていません。私はここで文献の検討をするつもりはありませんが、こうした話の時、何とも不思議なことにこの論文がほとんど直接引用されないので、一言だけ添える必要を感じました。というのは、この本当に重要な関係のとても人為的な性質に関する強烈なパラドックスを、私たちが見て見ぬふりをしているのではないかと心配だからです。いずれにせよこの関係性は、それに関わっている二人ともが、お互いの異なった視点から、本気で取り組まないと成り立ちも「機能（work）」もしないのです。精神分析的精神療法の中で経験する全ての感情はリアルなものですし、精神療法の作業や洞察を通じて得られる心の領域の拡大も本物です。それに、転移の強度やその（幻想上の）力もまたリアルです。ですが、あらゆる意味で独特であるその関係は、やはり独特な意図の下で終結を迎えることになるのです。「終結についての基準」や「終結に備えること」などについて何が言われようとも——実際、詳しく言われていますが——終結は実際にはまったくもって人為的なものです。こう言うことで私は、その関係が続いていくべきだとか、独特な非対称性をもつ治療的で強固な関係はゆっくりと社交的な関係に置き換えられるべきだとか、主張しようとしているのでは全くありません。逆に、終結は患者が私からの自由を得るために、できるだけ完全なものであるべきだと堅く信じています。私は治療過程全体に本来備わっているものとして、しばしば深刻なこの喪失における意図的で初めから予期もされている性質の奇妙な実態を、ただただ強調したいだけなのです。

　どんな分析や長期の精神療法でも、その終結期に短期間の凝縮された形で症状の再燃がおこるだけでなく、患者の人生での以前の別離体験が、それまでよりも深く詳細にワークスルーされる可能性をもって、情緒的に呼び起こされるのは一般に認められていることです。とはいうものの、これまで私が述べてきた心的苦難のうちの一つがここで新たな研修生（患者）に直面化されることになったかもしれません。ですが実際こうした喪失体験こそが、ある経験の次元から別の次元に移行する変化の特別な構成物なのです。

　力動的な精神療法は、他の何はおいても、辛い別離の痛みへの強さや柔

軟さ，対処能力の永続的な向上といった自我への変化をもたらすことが確かにできます。しかし，程度が過ぎていると，現実の経験としての喪失に対して（防御として）手を打つことができないのもたしかです。精神療法は喪の仕事をするためのより適切な能力の下地を準備するものであり，逆説的なことですが，それによって自我がもっと柔軟に感情を許容できるようになるので，真実や健康のために必要な喪失感情は以前よりも痛々しく感じられるでしょう。フロイトだけでなくその後の多くの論者も主張しているように，分析やそこから派生した治療法は，人を現実からかくまうために組み立てられたのではなく，現実をより豊かでより扱いやすくするためのものなのです。かつて宣伝文句として「ウールに代わるものなんてない」というのがありました。同様に，この種の治療が終結に近づいた時には，その前に注意深い終結作業があろうとも，終結に代わるものなんてない，のです。当たり前のようになっていた「やすらげるコンテイナー（container）」に入り込むことが不可能になるという，その数年間で一番の苦しさである，終結作業による苦痛，離別する時の痛み，さらには症状といったものが，治療そのものの価値全体をまさに試すことになります。

　私のように，かつて人生の脆弱な時期（青年期早期）に両親を二人とも亡くしているような人は，自分の根底の大部分を再調整したいと駆り立てられるのかもしれません。もちろんこの点は，私自身の分析の中で相当な関心が払われました。私は，過去から持ち越された悲しみと自分の分析治療の喪失そのものにつながる悲しみがときどききれいに識別しにくいことに気づくことがありました。ですが，おそらくそれは大きな問題ではないのでしょう。必要とされ最終的には成し遂げられた内的作業や自分が受け取ったものへの感謝，何よりも自己分析を続けていく能力は，生き残ったその当時の経験の賜物なのです。喪の作業が新たな段階に到達し，ワークスルーされ，過去のものになるにつれ，それまでにないほどより綿密に，公平で客観的な自己がそれらを観察できるようになりました。自分の中の情緒的な進歩に真の興味を向けることができるくらい鍛えられた能力を試すことが，新たな形の生き残りを生むのです。私が最も強い関心を持ったのは，健全な喪の過程の中で，失われた人に同一化することによって執られた役割の意義でした。私はそれまで知らずにいた私の両親二人――医者

である父親と心理的資質（psychologically minded）[訳注3]をもつ母親――への同一化が，それまでただ単純に自分の自律的な選択だと思っていた自分の職業や生き方にどれほど大きな位置を占めていたかに気づきました。そしてもちろんこのことには，今では部分的に自己分析の形になって残っている自分の分析家への同一化を通じて気づいたのでした。

　ところで，認定を受ける事態そのものが研修生を一夜にして「分析家」や「精神療法家」にするとは思わないでください。彼らはトレーニングの期間中にすごくたくさんのことをとても早く身につけ，そしてもしすでに臨床実践の場をもっていればなおさらなのですが，彼らの前に現れる問題に習ったことを適用する経験をまさに積みはじめるところなのです。しかし，技法が巧みな柔軟なものにゆっくり進歩したり，知的にはすでに知っていることに新しい視点が次々に加わったり，不安が緩やかに減少していったりするには，どれも長い時間がかかるものです。資格を手に入れた日，私は意気揚々として，まったく自信過剰になっていたようでした。「そうね。トレーニングを終えられたのは良かったわね。でも，あなたが一人前の分析家になるには，これからあと十年かかるのよ」と私の分析家は言いました。私は少しへこみましたが，後になって思えば，私は彼女が正しかったのだと分かります。

　とても大きい「初心者の不安」から自由な心の空間をいくらか作るように心がけることです。本当に自分のものだと言えるものがゆっくりと身につき内在化されるにつれ，その不安は徐々に消え去っていきます。そして，あなたが学んだことが無意識の貯め池に沈んでいくにつれ，どのセッションでも自由に動けるようになり，着実に自信がついてくるものです。

　新規に資格を取得し，自分自身の精神療法から去っていきつつある治療者には，この特別な時期を実り多く，かつより悲痛なものにもする，そんな人生上のできごとがこれまでなかった人が大勢いることでしょう。しかし，そういう経験がある人もいることや，さらには，多くの人がこの時期

　　訳注3）　専門的にであれ一般的にであれ，私たちは内省や洞察の能力をあいまいな言葉で示すことが多いのだが，コルタートは精神療法への適応を判断するための専門用語として，心理的資質psychological mindという用語を定義している（Coltart 1988, 1992：本書第6章も参照）。

に喪を悼むことを学ぶ必要があり，こうした経験が彼らを未来に向けてたくましくするのも確かです。人はこの時期を通じて，辛くとも深い満足感をも得ながら成長します。自分自身が受けた治療という大きな人生上のできごととその終焉は，少しずつ心の中でぴったりの場所を見つけ落ち着くでしょう。おそらくは少しの幸運に助けられて，自分の新しい職業へのアイデンティティを築き上げる現実的で楽しめる基盤の上で，新たに精神療法家となるあなた方は旅の次の段階へと乗り込むのです。

第2章 Psychoanalysis vs. Psychotherapy?
精神分析 vs 精神療法？

精神分析と精神分析的精神療法の違い

　この25年の間，とても多くのコンサルテーション[訳注1)]をしてきた中で，「精神分析と精神療法の違いは何ですか？」という質問を何度も受けました。この章のタイトルにちょっと妙なクエスチョン・マークがついているのは，私がこの質問にすっきりと明快な答えを出せたことがないからです。聡明な質問者がたが満足するように簡潔に説明できたなら，コンサルテーションはいっそう楽に進むのでしょうが。

　自分でもまったく満足はいかないのですが，私が通常答えるのは，そのとき私が何を治療として勧めていたとしても空想上の不安で一杯になっている患者の心についての，この質問に関連した実践的な側面なのです。私が言うのはたとえば次のようなことです。「それらはどちらも，現在の問題の一因になっているであろう心の隠れた深層を探究していこうとするものです。どちらもあなたがたくさんの作業をすることと，考えていることを何でも自由にその時その場で話すことができるようになることが役立ちます。精神分析はさらに大きなかかわりあいです。そのためには集約度と連続性が重要なので，とても頻繁に──1週間に4回か5回──面接をする必要があります。精神療法では1週間に1回から3回だけしか必要ありません。」そうです，私はこれまで自分の主な区別の仕方として面接頻度だけを述べ，それ以外は類似点をあげてきたのです。

　訳注1）本書では，コンサルテーションconsultationが主に2つの意味で使われている。1つはこの場合のように，精神や心理の悩みで治療を受けたい人のアセスメントと治療の選択・適否をみる1回のみの受診相談である。（5・6章参照）もう1つは，医師などが他の専門分野の同業者に相談する場合である。

この本のタイトルを見てもわかるように，私は週5回の面接でなければ無意味とするような精神分析専任の治療者ではありません。「精神分析をすること」と「精神療法をすること」に違いがあるのなら，私が最初に選ぶのは常に精神療法の方です。このことを説明する前に伝統的な精神分析の本流の歴史と，後に包括して精神療法として知られるようになった様々な実践形態や，基礎理論を，どのようにして分派運動が形成していったのかを簡単に展望してみましょう。

精神分析の黎明期

フロイトは，病気の人の治療には特に興味があるわけではないと述べています。彼が精神分析に重きをおいたのは，それが人の精神の働きを探究する研究方法を提供してくれるという点でした。現在の私たちには，フロイトが患者に週5回，時には6回会う手法を導入したことが，信じられないほど革新的だったことを想像するのも難しいことです。そればかりか，彼はカウチの背後に座り，そこに患者たちを横たわらせました。これが今では精神分析の伝統的な特徴の一つとなり，以後のたくさんの理論はこの一片の過激な技法を中心に積み上げられたものです。それはフロイトが1週間にそんなに長い時間見つめられ続けるのがいやだったという単純かつ根本的な事実のもとに成り立ったものなのです。もちろんフロイトはすぐさま，彼の論文のあちこちで，患者も分析家もこの位置の方がより楽に「自由連想」ができ，分析家は視覚情報のじゃまなしに，唯一の道具である自分自身――自分の反応と自分の無意識――を患者の反応や無意識を理解するのに使うことができるのだと主張して，この革新を正当化しました。

彼の技法を学んだ者たちは，しだいにその技法を治療的に用いることにフロイトよりも熱意を注ぐようになりました。それは，私たちの多くが，彼の素晴らしい発見が心理的な症状を抱える人々に有益だと思ったからなのです。

20世紀初頭以来ずっと，完全なフロイト派の精神分析技法を用いる人はごくわずかに過ぎません[訳注2)]。しかしながら，精神力動を扱う精神療法のほとんどが精神分析を土台にしています。それらがフロイト派の精神分析

からかけ離れたものであったとしても，また，自分で治療法を発明したと信じているか装っているたくさんの人がその独自の価値を主張したとしても，そうなのです。

ご存知のように「精神分析運動」の初期からすでにこのような支流のグループはいくつもありました。その中でも突出していたのがユングで，彼の考えや技法は，フロイトのものと極めて異なっていました。力動を扱う精神療法の分野では，ユング派の体系は今なおフロイト派の最大のライバルです。その意味で，この二人の間で膨らんだ闘争は今なお持続しているのです。フロイトがしばらくの間，ユングを自分の正統な後継者とみなしていた一方で，ユングはかつて崇拝していた師であった分析家との理論的な相違について書きすすめていたのでした。

これらの相違が拡大し，数年間かけて結実したので，分析心理学として知られるようになったその理論，技法，用語はフロイトのものとは著しく対照的なものとなっています。たとえばフロイト派の理論でいう二大源泉である性と攻撃性についてユング派はあまり重要視していませんし，1920年代に案出されたフロイトの心的構造論は廃棄されました。また，自分自身が神秘体験をしたと信じたユングは，全体的な霊的次元（whole spiritual dimension）を強調しましたが，対するフロイト派の還元主義的な技法では，それは心理的実在としては事実上無視されました。

こうしたことの長期的な結果として，敬虔な宗教信者や自分たちの精神性（spirituality）を重んじる人の多くは分析的な援助を求める時，自然とユング派に足を向けるようになりました。もう一つの結果として，フロイト自身が間違いなく抱いていた軽蔑的な偏見のために，信心深い人々について自分たちの知的理解の幅を広げる力動的な作業を伝統的なフロイト派の分析家と精神療法家は十分行えずじまいになったということがあげられます。フロイト——ほとんど批判を許さず，不忠実さにたいへん傷つきやすかった家長——との個人的な反目の結果，という場合がほとんどでしたが，精神分析の改訂に乗り出した人々が他にもいました。しかし，彼ら

訳注2）　ここでの「フロイト派精神分析」とは，ユング派やアドラー派など，比較的早期に分派した学派との対照で用いられた用法である。つまり狭義の「フロイト派」である自我心理学派やクライン派，自己心理学派などの区分とは異なる。

の一部は支持者をほとんど得られず、彼らの死がその企ての終焉となりました。また他の一部の人は、フロイトの膨大な領域におよぶ新しい着想の特定の面を強調し、現在に名を残している形でその部分を用い、分析的な思想の様々に特化された学派になっていきました。

　新たな学派を作り出さなかった者としては、ポスト・フロイト派の思想の中核に見られる考えをすでに潜在的に抱いていたオットー・ランクや、その「独自の見解」が精神病の発症の兆候であることが判明したタウスクがいます。ランクは出生外傷とみなしたものに没入していき、すべての起源をそこに求めようとしていました。彼の影響は今日では、原始の叫び療法（primal scream therapy）^{訳注3）}のような形で見ることができます。これはアメリカで始まり、20年ほど前に幾分人気が出ました。おそらく私たち現代フロイト派が輩出した一番有名で最も型やぶりの分析家、R.D.レインでさえ、しばらくの間、患者たちに自らの誕生の瞬間を思い出させることに興味をひかれていました。

　社会の特定の分野では今でも盛んに行われている治療法の始祖である初期の精神分析家には、ユングを別としても、アルフレッド・アドラーやウィルヘルム・ライヒがいます。アドラーは彼の言う「器官劣等性」に基づく意志の力を強調し、それが極めて多くの人々に見られるものだと考えました。後半生、狂気に陥っていたとする意見が多いのですが、ライヒにはカリスマ性があったので、変容やオルゴンボックスにまつわる風変わりな考えにも引きつけるものがあり、今日に至るまで性的な問題を抱える人たちを魅了しています。最近"分派した"精神分析家の一人に、学問の世界一般にとどまらず、知識人、特に神経－精神－言語学の専門家に支持者が多いフランスのジャック・ラカンがいます。堅実で古典的な精神分析とは著しく対照的なのは、彼の中核的な理論よりも技法上の才気のきらめきの方でしょう。

訳注3）Arthur Janovによって開発された精神療法の一種で、患者は自分の苦痛と感じることを吐き出すことでカタルシスを目的とする。正しくはprimal therapyであるという。

精神分析的な治療の共通点

　こうした精神分析の派生形の概略の描写から一歩進めて，私たちすべて──あらゆる学派の精神分析家と精神療法家──が共通して持ち合わせているものが何なのか，明らかにしてみましょう。私は次のように想定することができると思います。まず，私たち全員が，全ての人に無意識の精神生活が存在することを受け入れています。それは，活発で，往々にして葛藤に満ち，そしていつも私たちの思考や行動に影響をおよぼしているものです。第二に，私たちの治療作業は，患者が無意識の力の奴隷ではなく主（あるじ）になることを目指して，その内容と構造を探究することに向けられています。第三に，私たちは，無意識の解釈者としての仕事の中で，患者が私たちに向ける意識的，無意識的な転移感情，そして（自己分析によって）自らの意識的，無意識的な逆転移──すなわち，患者への私たちの反応全体から私たちが利用可能な情報すべて──について観察したものを，できる限り多く，できる限り創造的に用いるのです。

再び，精神分析と精神分析的精神療法の違い

　ここで，なぜ私が今までずっと精神療法を一番大事にしてきたのか説明してみましょう。それは他の人たちの意見とは必ずしも一致しないでしょう。しかしこの本の目的を考慮するなら，精神療法についての作業仮説を与えることになり，また精神療法と精神分析の間の区別に役立つと思います。

　精神療法と言う時，私は1週間にせいぜい3回，普通は2回，時には1回やってくる患者について述べています。私はより直接的な相互関係を好むため，大多数の患者に私に面したイスに座ってもらいます。私は転移解釈を行うために，できるかぎり転移を扱いますが，正式の分析（週に4・5回で，カウチを用いる）をしている時ほど，それが治療作業の大きな部分を占めることを期待するわけではありません。

　ほとんどのセッションで，私は患者と様々な水準で対話しようとします。

その対話には，厳密に言えば転移外のものですが，患者の現在に対してだけでなく，過去に対しても重要なたくさんの素材が含まれているものです。私がその時にたとえどんな技法上の工夫を用いるとしても，その時私は明らかな意識的な内容以上のものを聴こうとし，患者に私がそうしようとしていることを示そうと常に努力します。私は自分が内面がすぐ顔に出る性格であることをはっきりと自覚しているので，苦虫をかみつぶしたような無表情な顔を保とうとしたりはしません。正式の精神分析をしている時と比べると，私は何に関しても自分のより自然な自発性に任せ，どんな感情を出すこともあまり恐れないでしょう。臨床素材が全然違うものを示していない限り，セッションによっては冗談や笑いが起きるのを楽しみにしている時さえあります。また時には，患者の今後の行動にどうしても影響しそうな現実問題について，自分の意見を――その時にそれが話し合われることを期待しつつ――伝えることもあるでしょう。つまり私にとって，可能な限りのやり方で「患者と関わり合うこと」全てが「精神療法をする」時の目標なのです。

　私は，上記の全ての点について簡単に同意が得られるとは全く思っていません。しかし，精神療法家であれば，全体とはいわないまでも，部分的には見解が一致しそうに思えます。もちろん，今検討しているのが「精神療法」なのか「精神分析」なのかという議論に関しては，これまで示したどの点についても反論が当然起きてくるでしょう。それに対する答えの一つとして，全ての精神分析は精神療法なのですが，最も意味を広くとったとしても，全ての精神療法が精神分析的であるとは言えない，ということがあげられます。また，人間であるということは予期せぬことを無数に含むものであるということだけから言っても，人は例外を生み出し続けるものでしょう。ある年配の男性は，長くこみいった古典的な分析の間中，［カウチに横にならずに］座ったままでした（Coltart 1991）。また別の40代の男性は，カウチを使うことは強く主張しながらも，週に1回より多くのセッションに来ることは拒み続けました。こうすることによって彼は，たとえ私が転移解釈をしたくなくてもそうせざるを得ないような臨床素材を生み出したのです。彼は――まったく妥当なことと私は思いましたが――自分の治療を「私の分析」と呼んでいました。

このことから私の中の「分析」の定義には，セッションの頻度よりもむしろ患者に対する私の反応の傾向が大きく関係していることがはっきり分かります。これは我ながら成る程と思うようなことです。また，私たちはときどき，ただ**精神分析さえ始めれば**魔法のようにうまくいくような患者に出会うこともあります。このような患者は一緒に治療作業をするのがとても楽しく，私の「心理的資質（第6章を参照）」の概念に完全にあてはまってもいる人なのです（Coltart 1988）。私は，それとは対照的な，別のある男性を思い出します。彼は重い神経症で，どちらかというと典型的な哲学者といった風でした。彼はカウチに横たわりながらも，いつも私が視野に入っていることを求めました。私ははじめは落ち着かなかったのですが，私にとっては特殊なこの位置をうけいれました。（厳格な分析家たちは私が彼の要求に従うよりも彼の願望を分析するべきだったと言うでしょう。彼に「心理的資質」があったなら，私もそうしたと思います。）毎日私はカウチのへりまで自分のイスを引きずって，彼と向き合わなければなりませんでした。彼は，私がこれまでに会った多くのインテリに似て，痛々しいほどに賢い人でした。　私たち奇妙な二人組は，毎日毎日，前回私と会ってから彼がしたほぼ全部のことを強迫的にあげ連ねたいという彼の気持ちでいっぱいの，最高に退屈な会話に取り組んでいました。彼のその長ったらしい話をどんなに解釈しようとしても，まったく何の影響も与えられませんでした。彼は，（私にとって）段々とうんざりしてくるような解釈を私がするまで待ち，それから心底うなずいて，考え深げに重々しく言うのでした。「なるほど，ええ，それはとても興味深いですね。」そしてまた話し続けるのです。それは形式だけがどうにか精神分析と呼べるもので，内容や技法はどちらかというと幼稚園の保育に近いものでした。

　私は何も不公正な比較をして，自分が精神分析を楽しめないと伝えるつもりはありません。私は精神分析もとても楽しみますが，私が精神療法と呼んでいるものに比べると，私には精神分析の方が**簡単**に思えるのです。力動的な精神療法では，常に全力を尽くす必要があるように思います。精神分析でも，いつだって驚きの可能性がありますし，思考や洞察の意外なひらめきも確かにおきますが，この厳格な古典主義の受け皿には冒険心を向けられる範囲が少ないように感じます。精神分析では，経験を積むこと

で技術的にどんなに敏感で柔軟になるとしても，起きる状況の多くに対する反応の仕方に，確固としたパターンがあります。特に教育分析では，理論の巨大な塊とでも言うべきものがあるので，それらが浮かび上がってきたら，その塊に取り組まなければなりません。

教育分析，教育精神療法

とは言うものの，私は，教育分析が根本的に他の治療と異なるべきだとは思っていないことを補足しておく必要があるでしょう。以前述べたように，分析の研修生――それに分析的な教育精神療法を受けている研修生――の多くは病んで，不安定で，そして才能ある人たちなのです。もし彼らが自分自身のための治療経験として教育分析を必要としていないとしたら，心理的に不安定な他の人たちに敏感で共感的になれることはあまりなさそうです。高度に特殊化された倒錯者のような，どちらかと言うと特異な病状の患者が，時おり「私が話していることをあなたがどれくらい理解できると言うんですか？　あなた自身はこんなこと決して知らなかったはずです」と言ったりします。もしこの人が靴フェチだったり，あるいは鎖で縛られて叩かれたりするのが好きなら，そう言うことはおそらく正しいということになるでしょう。けれども，私たちは自分自身の不快な部分への分析を経験したり，フロイトの初期の発見を覚えておくこと，また彼の論文の多くが倒錯者とのやりとりで生み出されたという事実を心に留めておいたりすることで，精神病理に常に変化を引き起こせるわけではないとしても，それを解き明かし光を当てることができる精神分析の方法について，何がしかのことは知っている，少なくともそう期待できると言えるのです。

こうした問題については，どっちを向いたところで，反対意見は出てくるものです。おそらくどの意見も正しいところがあるでしょう。精神分析を行うことが私が向き合った最も困難な問題であった時期もありました。精神分析と精神分析的精神療法を両方行う同僚たちはたいてい同じことを言うと思います。

週に4，5回行う精神分析では精神的に非常に大きな利点があります。

セッションがどんなに難渋し，張りつめた時点で終了時間が来てしまったとしても，少なくとも患者はすぐ後でそのことを取り上げるためにまた戻って来られるのです。分析家はそのような今まさに敏感になっている部分との接触を失わずにすみますし，患者は自分の不安や苦痛をひどく長い時間一人ぼっちで抱えなくてもすむでしょう。その一方で，休暇の期間についてもたくさんのことが言えます。休暇期間が例え1週間と短くても，その期間は不利だけでなく，治療的な性質も持っているものです。しかし**治療者が再び荒波に飛び込むまでに休息時間が24時間しかとれないという事実**こそがまさに，精神分析での困難な問題のひとつであると言えます。夜の眠りが時に驚くほどたくさんの治療的な働きをすることがあるとはいえ，本当に徹底した無意識での処理に十分な時間ではないでしょう。

　年をとることで快適に楽しめるようになった大きなことの1つに，働いている時間帯にかつては大いに苦しめられた不安が完全に消えてしまったということがあります。セッションの合間にはめったに彼らのことを考えないと知ったら，私の昔や今の患者たちは失望するかもしれません。私は必要な作業は私の無意識がしてくれると信頼しているのです。不安にならなくなったのは，その信頼に繰り返し報いられたからなのです。自分が患者のことを考えているのに気づく時は，気になることについてどこかに本当の理由があるということになります。そのような場合には，十分な睡眠が——特にもし参考になるような夢が思い出されるなら——濃密でしばしば示唆に富んだゆとりとくつろぎをもたらしてくれます。

　週に4，5回というぜいたくな頻度の治療の非常にポジティブな面は，それだけ治療者が間近で問題に取り組めるというところです。単に頻度が多いこと自体に伴う治療効果とは全く別に，顕微鏡的で緻密な作業は，治療者と患者の双方にとって非常に多くのことを学ぶ可能性をもたらします。

理論と臨床の現実

　深く濃密なセッションの一瞬一瞬を探究する中で，目の前で命を吹き込まれていく理論のかけらは忘れたり気づかずにいたりすることは**できない**ものです。倒錯はそのような作業のために素晴らしい機会を提供してくれ

ます。倒錯症状の劇的で執拗な反復性は，非常に明確に早期の精神性的発達の原型を露わに示すので，どんなにたくさんの文献や良質のセミナーよりもよく学ぶ経験を与えてくれるのです。このような患者には，華々しい精神病理に加えてある程度は転移をあつかうことへの適応性も見られるため，治療経験上とても有益です。

　だからといって，残念ながら治療結果が常に良いとは限りません。概してそうではありませんし，そうではないということを知っておくべきでしょう。初めて私がこのことを味わったのは，こみいった倒錯のあったある男性でした。できるなら倒錯的な患者を扱うよう私が研修生に強くすすめる時，私の心の中に彼がよく浮かんできます。精神構造が急激に変化することはとにかくとてもまれで，たいていの倒錯は頑固なまでに固定化していますし，特に乗り気な相手が見つかって，倒錯的な空想がしばしば行動化される時はそうなります。たとえ患者が外面上緻密に転移をあつかうことに反応しているように見えても，差異への恐れや性的なパターン選択への頑なでマゾヒスティックな嗜癖が示すように，患者はなかなか変化できません。これは，転移をあつかうことが洞察をもたらして「うまくいく」ことを期待している，まだ理想を追っている若い治療者の意欲を挫くものでしょう。

ビオンの「記憶なく，欲望なく」

　ウィルフレッド・ビオンの，全ての分析的な精神療法家に向けた貴重なアドバイスがどうしても思い出されます。少なくとも彼が2度以上言い，今では非常に有名で，もうその正確な出典は分からなくなったその言葉は，治療者は全ての患者の全てのセッションに「記憶することなく，欲望することなく」臨むべきだ，というものでした（Bion 1970）。この一片のアドバイスが，現在では自明の理として受けとめられ，よく理解されているというよりむしろよく知られていることには危険性があります。私がここでこの言葉に触れるのは，それを理解することが大切だと信じているためだけではなく，それが精神療法より正規の精神分析の方にあてはまると思っているからなのです。

研修生や若い治療者は，ビオンの述べたことを自明の理として受け入れずに，たとえば「記憶を持たないなんてどうやるんですか？」とか，「患者に希望をもつのは当然でしょう？」などと質問することがよくあります。その意味は，より深い考察で——それにビオンをいくつか読解することで——もう少し明確になるでしょう。週5回患者に会っているなら，治療者の記憶はもちろん消えませんし，いつでも引き出せる状態だということを念頭においておくならば，理想的には，前日の作業に基づいた期待や最近のテーマ，もしくは患者の心の予期しうるパターンについてすでにわかっていることを心に留めずにセッションに臨むことが望ましいでしょう。ビオンの考えは，この種の予見性には，治療者が患者の自由連想や非言語的信号を受けとめるのに必要な完全なオープンさを妨害する影響力があるというものでした。つまり，治療者は，現れてくるあらゆる素材に驚いたり，それらをとり扱ったりする心の準備を常にしておくべきだということなのです。

治療者が「欲望」を持つべきではないという助言はいっそう理解が困難ですが，ビオンは——そして私も——私たち治療者は意志を用いることで，「患者がよくなる」という特定の希望や願望をわずかでも彼らに押しつけること**なく**治療を進めることができると信じていました。援助者や治療者たらんとする私たちの役割の意味に反するように思えますが，これは矛盾というよりむしろパラドックスなのです。ビオンは，私たちが治療職の一端として活動する中で，何もその意図に反するようなあり方をするべきだと言っているわけではありません。彼は治療者が**どんなあり方をとったとしても危険性が潜んでいる**ことを言っているのだと思います。私たちは自分たちの仕事の倫理的な枠を超えない範囲であれば，各々の患者と関わりながらほとんど無限に柔軟性を発揮することが全く可能なのです。もし私たちが，患者が当座の目標——たとえば，妻ともっと仲良くなって，もっと幸せになる——を達成するよう「欲望する」なら，その目標は間違いではないように見えるかもしれません。しかし実際は，私たちは彼にその状況についての私たち自身の視点，私たち自身が決めた「改善」や「幸せ」を押しつけていることになるのです。すべてのセッションには，患者についての私たち自身の記憶からくる意図や，彼への私たちの善意に基づいた

願いや希望からくる微妙な影響からの本物の自由がなければなりません。これは私たち自身に対する強力な規定なのです。自分で振り返ってみて，私たちが（したがって患者たちも）そのような自由を自分から十分得られていないなら，やるべき作業（おそらくは自己分析，専ら倫理観をめぐる作業）が残っているということになります。

　私は，患者に会う頻度がとても多かったり，患者が心理的資質（第6章を参照）を持っていたりする時には，ビオンの警句を満たすことがずっと容易なことに気づきました。私たちの姿勢が欲望で支配されるべきではありませんが，週に1・2度の患者の場合には記憶を使うことが大切なこともあります。1週間という中断があれば，日々のうつろっていく主題が損なわれてしまうこともあるでしょう。患者の抵抗は苦痛な主題を避けるために時間の経過を利用するかもしれないのです。たとえば，16回と決められている認知－分析療法（cognitive-analytic therapy）のように焦点づけされた（もしくは短期）精神療法の場合には特に，自分たち二人を行き止まりや偽りの手がかりから救い出すことが治療者の仕事だと言えます。

　患者は真に助けを必要としているのですし，力を尽くして援助を提供するのが私たちの責任なのです。私たちが，自分たちはまさにビオンの示唆したことを行っているのだというナルシスティックな自己満足に安住して，気高くも高慢な「分析的な」沈黙のまま座り続け，成り行きが悪化していくのを見ているだけなら，それは治療として適切なものでも良いものでもないでしょう。こうした意味で，**少なくとも私たちの心の中で，精神療法と精神分析というものを区別することは重要です**。私たちが**何を**しているか見渡すことで，私たちが**どのように**精神療法をするのかに深い影響を与えることができるのです。

臨床での直感

　これまですべての力動的治療が共有する基本原則を大まかに解説し，さらに精神分析が精神療法とどのように異なるか論じてきました。その上で，私は，どのトレーニングや実践法を選んできたにせよ，私たち治療者がみな経験していると思われることに立ち戻って，あらゆる意味でのギャップ

をつなげていきたいと思います。

　治療を始めた初回の面接では比較的率直なのに，治療が進展すると私を驚かせる患者が何人かいました。もちろんある意味では，誰もがみな驚きの種であるとも言えるでしょう。人はみな違っているというのは，単に使い古された陳腐な表現などではなく，何度も現れる意外な事実なのです。人によっては30年の経験から私が色々なタイプの人の表も裏も，外も中も知りつくしていて，彼らのことを前もって，それに治療がどう進むかも，予測できるのだと思っていることでしょう。それはある程度までは事実ですが，すっかりそういう観点から考え出すのは致命的な誤りです。そうしてしまうなら，私たちは自分で半ば意識的に患者にパターンを押しつけはじめていることになりますし，それこそまさにビオンが警告していたことなのです。それによって治療者自身の新鮮なアプローチが生き生きと生き残ることに役立つような，持続的で新鮮な興味が損なわれるだけでなく，患者がひどいショックをいくつも受けたり，コミュニケーションが停滞して泥沼に入り込んだりもするのです。

　純真無垢な能力を意識的に注意深く維持しておくこと，すなわちすべての患者とのすべてのセッションで真っ白で感受性豊かな面を向けておくことこそが，自分自身の無意識の力を引き出す最良の方法なのです。この新鮮に驚くことができる能力というものを保てるなら，初めの頃の自分の純粋な熱意を最低限持ったままで，治療者は最後まで何とか生き残ることができるでしょう。ですが，患者が繰り返しあなたを驚かせるかもしれないのと同様に，治療者も彼らをびっくりさせることができるのが望ましいのです。もし理解のひらめきが治療者に生じ，それを生き生きと簡潔に患者に伝えられるなら，その解釈は治療作業の大部分が患者の心の底に沈んだずっと後にも彼らの心に残っているでしょう。新しい角度から何かをつかんだり，その場での意味を超え，患者にとって意義のある意味を理解できるということは，感謝すべき能力なのです。この他にないくらいユニークで奇妙な仕事をするうえで，治療者は臨床実践のごく初めの頃からこうした生まれつきの才能を磨かなければいけません。こうした才能は初めの頃は未成熟な形で使用できるだけで，特殊な雰囲気の環境で育てられる必要があります。

治療のスタイルがどうあれ，この特殊な雰囲気はそれ自体独特なものですし，全てのセッションの初めから，患者が持ち込む情報を余すことなく全部受け取ることができる感受性から成り立っています。全部とは，語られている内容だけではなく，全てのボディ・ランゲージ，声の調子，ごく僅かな動き，ちょっとした症状の出現，筋肉の緊張具合や呼吸，顔色，視線，手振りの変化など全てのことです。カウチを使っている患者では，こうした機会が多くはないと言われるかもしれません。確かに私が精神療法の方を気に入っている主な理由は，患者を目で見ることができ，やりとりのペースが速い場合が多いため，有用な情報が豊富に得られるからなのです。しかし，あらゆる感覚が非常に注意深くなっていれば，カウチの患者であっても多くのことを収集することができます。たとえば不快な臭いがする，あるいはある日から，場合によるとある日のセッションの最中から突然臭いだした患者は，身体的に何かを語っているのであり，体が臭うなどということを話題にすることが社会的にはタブーであっても，私たちは最も適切な時を選び，解釈というかたちに翻訳し，そのことに言及しなければならないということです。治療者がコメントや解釈によって問題を取り上げる際に，自分の中に条件反射的にわく抵抗を克服するよう努めることで，価値のある作業を成し遂げることができるのです。

　待合室を鋭くちらっと一瞥するだけであふれんばかりの情報が手に入ることがあります。ある患者への密かなあだ名を私が思いついたのは，そうした心象スナップの一つからでした。そういった類いのものは，自分自身の無意識から自然に湧いてくるものですし，何かを豊かに描写してくれるかもしれません。この患者のことを私はほとんど何も知りませんでしたが，小柄でほっそりしたうち沈んだ感じの女性で，低いイスにうずくまって暖房にあたっていました。「小さなハリネズミ」と私は心の中で思いました。そして彼女は実際，そんな感じの人でした。これは精神分析を開始して2週目に起きたことでしたので，この女性からの自己表現はまだほとんどありませんでした。とにかく彼女は痛々しいほどに内気で無口だったのです（Coltart 1991）。後に彼女は非常にいらいらし，とげとげしくなり，抵抗を示して，カウチの上で壁に顔をむけて文字通りボールのように丸まるようになったのでした。けれども，彼女がついに「丸めた体を伸ばし」はじ

めた時に私が知ったのは，彼女がギャンブラーで，ひどく無謀な人でもあったということでした。

　直観的にあだ名を思いつくのは治療者だけではありません。逆のこともまたしばしばおこりますが，私たちがいつもそれを知ることができるわけではありません。たまたま偶然に，私は自分の患者がふいに，まさに適切な形で，そうしたことを持ち出してきたのを耳にしたことがありました。彼は大変金持ちでしたが，ある意味では典型的な肛門性格——つまり，しみったれで，意地悪で，サディスティック——の持ち主でした。それが，どちらかと言えば優しくて，内気で，愛すべき人格の内面を守る鎧の役割をしていました。ある日私は，肛門期的な言葉を直接使って，かなり直面化的なはっきりした解釈をして，この防衛の鎧に穴をあけようとしていました。患者はその都度，頑なに抵抗を示しました。喜んでとり入れられたものは何もなく，表出されたこともごくわずかでした。話は前の晩の妻との会話に関することになりましたが，彼が話題を変えたことは明らかでした。妻との会話の中で，彼は私について話していました。「私は，あなたがそんなふうに言ったセッションについて妻に話していました。ただ私は，あなたのことをコルタート先生とは言わずに，私は——」そして彼は突然話すのを止めました。「いえ，私が陰であなたを何と呼んでいるか，あなたには言えません」と彼は付け加えました。「あら，どうぞ」と私はくだけて言いました。彼はまるでいたずらな小学生のように（彼は62歳でした），赤面してくすくす笑い始めました。「ええとー，（長い沈黙）老いぼれ，クソババア。」そう言って，彼は爆笑しました。見逃すわけにはいかない絶好の機会でした。「**今でも**あなたは，私がさっき言っていたことが嫌なんですね」と，私は言いました。彼はそのことに，とても大きな意義があったのを認めざるをえませんでした。治療者が「突破口が開かれること（breakthrough）」について語っているのを聞くと，そのようにどちらかと言うと劇的な言葉は私たちの仕事では極めて稀なことだと思うので，私はやや懐疑的になります。しかし，彼との治療の中で私が出会ったできごとは，それに近いものでした。

　精神分析であれ精神療法であれ，生まれ持ったそうした才能を育むためには，患者との関係の中で洞察や考えを生み出すことができる，広くて平

静な心を培う心のゆとりをたっぷりと必要とします。控え目であることと謙虚さを保ち，利口ぶってそれまでに理解したり手に入れたりした理論の数々で患者を型にはめてしまうことがなければ，自発的にあだ名が湧くことやそのチャンスを逃さずに接触がもてることに例示されるように，自分の直感に対して健康で，生き生きした自信を膨らませることができるでしょう。

　イギリス人，特に教養の高さをいくらか自負している中流階級の人たちは，思い上がったり，あまりに「自惚れ屋」になったりしないように叩き込まれてきました。6，70年前とはちがって，そうした自信過剰は今ではさほど強力でも有害でもなくなりましたが，それでも未だに際立ったものです。とはいえ，もし私たちが，自分自身，それに自分の意志の力やトレーニングや直感力，それらを合わせた全てに，私たちの患者についての創造的な考えを生み出す力があると信じられないなら，私たちは道に迷ってしまい職業人生を幸せに生き残ってまっとうすることはできないでしょう。私たちが，トレーニングを通じて身につけた確たる限界（boundaries）の範囲内で，自分たちが良い考えや洞察を生み出すことができ，しかもそれらを使う能力があると信じられれば，それは自惚れや愚かな自信過剰ではなく，健康さと発達のしるしだと言えます。私たちは初期の臨床実践での不安をこのようにして少しずつ取り払っていくことによって，自分たちが選んだ臨床の分野でより自由に，より楽しんで生き残る道に向かうことができるのです。

第3章 Apparent Trivia
うわべはささいなこと

臨床実践におけるささいなこと

　この章のタイトルと内容は，ニュージーランドのダニーデン (Dunedin)^{訳注1)}にある治療共同体的な精神科病院，アッシュバーン・ホール（Ashburn Hall）のスタッフに向けて何年も前に行った講演をもとにしています。私は，自分の開業をしっかり確立できたと感じられるようになるまでにかなりの時間を要しました。その際に，個人開業を組み立て上手くまわしていくのに関わるささいなことはたくさんあるのに，それらがどうも研修中のセミナーの議論で取り上げられることがないことに気づきました。

　私は，たくさんの治療者に世界の様々な場所でこのテーマについて議論を投げかけてきました。それに引き続いておきる生き生きとした会話や，このとるに足らないほどささいな，けれども本質的なことについて研修生や治療者たちが喜んで熱心に考えるのを見てきて，私はこうした「ささいなこと」が直接「重要な論文」のもとになるわけではないとはいえ，それらをちゃんと把握できれば治療者が生き残る時に気を楽に持てるわけですから，しかるべき場所を与えられてもよい重要なことだと確信するようになりました。

　私は，「気を楽にもって（relaxed）」という言葉を強調したいと思います。というのは，個人開業だけをしている治療者の1日というものは，多くの人たちの基準からすると奇妙なほど穏やかに過ぎていくように思われるからです。治療者は，同じ部屋で二つのイスのうちの一つに1日8～10

訳注1）　ニュージーランド南東にある古い町。ゴールドラッシュを契機に栄え，現在は学生の町として知られる。

時間座り続けます。患者は訪れては去り，訪れては去りするのですが，長いこと患者の顔ぶれは変わることがありません。私たちが提供している類の精神療法の長さはそういうものなのです。だからこそ，この仕事がどんな風になされているかをちゃんと理解することに十分意義があるとは思いませんか？　厳密に言えば，ある人にとって正しいことが別の人にとっては間違いであることもあるでしょう。けれども，私たちの面接室に人々が必ず持ち込んでくることになるたくさんの困難な状況に対して，私たちが自分の役割を果たせるよう，できる限り気を楽にもち，落ち着いているためには，細心の注意を必要とすることがたくさんあるのです。こうしたことの多くは，いったん注意が向きさえすれば，私たちをとりまく当たり前の環境になっていくので，私たちがそれらに煩わされることはなくなります。それに，まず私たち自身がそれらをちゃんと把握できたら，何よりも自分たちが気楽になれるわけです。それらに惜しみなく注意を注ぐことで何百倍もの見返りが得られます。それ以降はこうしたことがもはや問題ではなくなるためです。

　そういったささいなことの重要度に順位があるわけではないのですが，中にはその序列の最上位といえるものもあれば，繰り返し現れてそのときどきに新たな注意を要するものもあります。後者のカテゴリーの中で最初にあげるべきなのは，どうやって患者を見つけたらよいのか，という問題です。どんな魅力的な環境であっても，空っぽのままでは良いセッティングとは呼べません。コンテイナーとしての環境は，治療者である私たちをコンテインするよう設定されているのですが，患者がいなければ私たちは治療者ではありえないのです。

患者？　クライアント？

　多分，ここで呼称そのものについても手短かに検討した方がよいでしょう[訳注2]。私たちの中で，「患者（patients）」と言う人と「クライアント（clients）」と言うのを好む人がいて，それぞれの人たちの間に明らかな違いがあるのを私は長年にわたって見てきました。この問題は，以前よりもいっそう話題に上るようになりました。私が思うに，それは「カウンセリ

ング」という治療の形式がぐっと身近になったことが理由のようです。カウンセラーの訓練と養成に特化した組織がたくさんできて，そうしたカウンセラーたちは「クライアント」という言葉を使う傾向にあります。「形にこだわらない（alternative）治療者」の中には，このどちらかを決められず揺れ動く人もいます。一方，分析家や大部分の力動的な精神療法家は，「患者」という言葉を使います。

　もともと医学部で研修を受けた人はみな「患者」という言葉に親しみを持っているでしょうし，私もその中の一人です。それだけでなく，実際私は「クライアント」という言葉がはっきり言って嫌いなのです。私にしてみれば，クライアントとは，純粋に商的な取り引きの当事者の一方であり，買い手の内的な情緒生活には全く関わりを持たない言葉です。美容院や銀行にはクライアントがいるわけです。私には「クライアント」を使うのを好む治療者たちが持ち出す議論（具体的には，人々は病気であると言われたくないとか，治療的な関わりが必要だと思われたくないとか）がほとんど理解できません。そうした治療者たちは「患者」という言葉が尊厳（「個人らしさpersonhood」という言い方を耳にしたこともあります）を奪い去るものだと見なしているのです。過敏に感じているのは，カウンセリングや精神療法の受け手ではなく，おそらく提供者の方なのだろうと思ってしまいます。私にとって「患者」は，ラテン語のpatio「私は苦しんでいる」という語幹に由来する，立派で由緒ある言葉です。私たちのもとに来る人々は**苦悩している**のです。このことを念頭に入れておくことの方が，私たちが情緒的な意味合いが全くない何かを提供することが出来る提供者であるとか，私たちが対処しようとする時に，そうした人たちが絶望的なまでのニーズを抱えているわけではないなどというまやかしの考えの下，彼らの苦痛をごまかし覆い隠すよりは，彼らの尊厳に遥かに気を配ってい

訳注2）　この段では，英語での「患者」と「クライアント」の相違を治療者の不安からあいまいに使ってしまうことへの批判が描かれている。わが国では，違う論点（医療法上の問題）から心理臨床の現場ではこの二つの用語や「治療」と「セラピー」という言葉が区別されている。ただし，医療法では「治療」とそれ以外を「誤りによって依頼者に害をなす」可能性から区別しているとも言えるので，依頼者と被依頼者の関係性や呼称の議論は有意義であろう。日本語では，心理臨床の場合「クライエント」，商取引の場合なら「クライアント」とすることもある。

ることになるだろうと私は思います。

　「患者」という言葉に対する嫌悪は，平等の概念を誤って当てはめることで生じているのです。治療者と患者の間の「不平等さ」にことごとく反応するのは，私には妄想的な不安に思えます。いわゆる人間的な意味では不平等だということは異論の余地もありませんが，専門的な意味では，これは**非対称的**だということなのです。この観点は，治療関係を理解する上で有用で正確なものだと思います。仮に，治療者が何がしかの知識と技術を持ち合わせていなかったなら，人々は治療を求めたりしないでしょうし，そのために支払いたいとも思わないでしょう。

　お金がこのやりとりの中で重要な役割を果たしているのは疑いようもありませんが，提供されているものが他の売買関係とは全く異なりますから，そのことで一般の商取引でのような「クライアント」という意見を正当化できるわけではないでしょう。これは全く異質のものなのです。

患者の見つけ方

　患者を見つけることについての問題に戻りましょう。客引きという考えでは何か下卑た響きがしますが，私たちはただイスにもたれて，苦悩の世界がドアまでやってくるのを待っているわけにもいきません。私たちはここまで辿り着くために莫大な時間と費用と情緒的な努力を長年にわたって費やしてきて，今やここにいるのです。あなたは治療者で，仕事を始める準備が整い，借金もあるかもしれませんし，臨床実践をするゆとりを持つために有給の仕事を辞めたかもしれません。そうして，今ここにそのゆとりがあり，それは満たされるのを待っているのです。

　研修生はトレーニングの間，紹介の情報源にアンテナを向けておくのが賢明でしょう。研修生の中には，才能があるために臨床セミナーの時に目を引き，それでセミナー主催者たちが彼らに患者を送り始めることがあります。また，コンサルテーションで治療を受けたい人たちとたくさん会っていて，紹介先を見つける必要性があるベテランの分析家や精神療法家が，わずかではありますがいるものです。最近まで，私はすごくたくさんの患者をすごくたくさんの治療者に紹介することができる自分でも気に入って

いたポジションにいました。そうしたマッチングには独自の技術が要求されます。そのため，私は臨床セミナーの時にはいつも，有望な研修生を見つけようと目を光らせていました。臨床実践を組み立てようとする治療者は，コンサルテーションをしている人たちとコンタクトをとる際に，自分自身や自分のニーズを知らせたり，助けを求めることを恐れる必要はありません。だって，みなさんももっと年をとったら，順番にその役を引き受けることができるでしょうから。私が資格を得てすぐに，3人の先輩の分析家がそれぞれに私に分析的な患者を紹介してきました。私はその特別な患者たちを忘れることはないでしょう。彼らが私の臨床実践の土台を形作り，最高に不安だった期間のかけがえのない自信の支えになりました。

　大ざっぱな言い方になりますが，あなたがこだわらないなら，患者が思ってもいない紹介元から現れることもあるということを付け足しておいてよいでしょう。私の場合，分析向けの最も適切な紹介元の一つは，自分の歯医者からのものですし，もう一つは由緒正しい聖職者からのものです。そうした人たちは，往々にして知人が治療を求めている時にどうしてやったら良いか戸惑っているので，私たちが自分が患者を必要としている時に，それとなく自分をアピールするのは正当なことだと言えます。

面接室の一見ささいなこと

　さて，私たちは私たちの臨床実践におけるうわべはささいなことのテーマに辿り着きました。それを大まかに，面接室のセッティングの問題と臨床現場のマネージメントの二つに分けるのが有意義でしょう。

　セッティングは基本的には仕事をしている中で変化しない環境と言えるでしょう。理想的なくつろぎと，ほとんどの時間はそれについて忘れていられるように，その中にいて快適で幸せでいることができ，細部がしっくりきていることが必要不可欠です。面接室は独房ではないのですし，私たちはそれに縛り付けられているわけでもありません。そこは，多くの時間をすごすことを私たちが選んだ場所で，私たちのパーソナルな選択を全面的に反映してよいと私は思うのです。もちろん私たちは，それらに対する，しばしば手厳しい，患者からの様々なコメントを扱う必要があるでしょう。

それは，私たちが彼らの表現する自由を励まし，彼らがそれに気づき始めるからでもあり，それが正に分析治療の生の素材でもあるのです。ですが，私たちはセッティングをアレンジする際，他の人たちが好むかどうかに疑念を抱いて揺れ動くべきではないでしょう。

　患者に横になってもらうやり方もする治療者には，快適でクッションのきいたカウチも必要でしょう。自分たち自身のためにさらに重要なのは，快適なひじ掛けイスが一つか，対面法も使う時は二ついることでしょう。純粋に生き残る目的のためによいイスがいかに必要不可欠なものか強調しすぎになることはないと思います。本当にしっくりしたイスを確実に手に入れるため，時間とお金の両方をかけることには意義があります。そして，もし店員が落ち着かなくなって時計を見だしたとしても，私たちの職業に必要なこの基本的な（私が思うに，ほぼ唯一の）道具を選ぶのに，それが代金に本当に見合っているかどうか，少なくとも1～2分，そのイスに座ってみる必要があることを忘れてはいけません。ただし，睡魔に耐えられないほど快適過ぎないほうがよいでしょう。ただでさえ1日のうちで眠りそうになることもたまにはあるでしょうから。そうは言っても，私たちが普段カーペットに気づくことがないのと同様，イスも気にならないくらい良いものがいいでしょう。

　治療者の中には，職業人生の後期を満足に生き残り続けるために，高めの足載せスツールを用意する人もいます。血圧が完全に正常域にある，まったく健康な治療者でも，1日の仕事の終わりに職業病の一種として足がむくむものです。この悲しい現象は正式には姿勢性浮腫といい，足を下げたままにしていると生じるむくみのことです。どの学会でも言われているとおり，この現象は男性より女性に多いようです。

　あと二つ，片方は言わずもがなですが，検討を要することがらがあります。はじめは暖房です。これは吟味する意義が乏しそうに見えますが，じっと座り続けている治療者は，面接室が誰にも耐えられないほど暑くなっていることに気づかないものです。二つ目の必需品は，経験から学ばないですむならその方がよい代物です。一生のうちで一人，そして1回だけで十分でしょう，部屋から駆け出すのも間に合わず突然吐いてしまう患者に出会い，金属製のゴミ箱の有用性に気づくのは。私はそれを経験から学びま

した。私はある時期，若い女性に分析治療をしていました。3年目くらいの長い夏休みの後で，彼女は突然，精神病性の破綻を来たしました，それも古典的な「第一級」症状[訳注3)]もあるもので，つまり，彼女は幻覚妄想状態になったのです。彼女が休暇中にボーイフレンドと別れ，人がテレビで彼女や彼のことをたくさん話していると，とても落ち着かない様子で言った時，私の方は休暇明けの初回セッションでようやく落ち着いたばかりでした。私は背筋が凍りつきました。どんなことをどれくらい言われているのかと私は尋ねました。彼女は，「うー，私たちの関係についてひどいことが，全部のニュースで流れてます。でも，それが全部嘘の内容なんです。街の人たちも私たちのこと話してて，それに，ここにくる時にも車のナンバープレート全部におんなじ内容がのってました」と答えました。私は，「どんな内容なの？」と聞きました。「彼が他の子とくっついたって。でも，彼がそんなことしてないのは知ってるんです。だって，彼も私に話しかけてくるから。彼，違うって言ってるし。」私は自分で彼女に薬を出すことにして，分析もしばらくは続けられるよう取り計らいました。彼女はその後，私がはじめに処方した薬に加えドラッグも使用するようになり，それによってひどく困惑し，テンションが上がり，気分も悪くなったようでした。ある日，カウチの上で彼女は何の前触れもなくもどしそうになり，「きもちわるい！」と言って，ひどい勢いで吐きはじめました。私はゴミ箱に飛びつき，彼女の顔の下にそれを突っ込みました。それで，そうなっていたであろう惨状を私たちは防ぐことができたのです。

　その他の注意深く考える必要がある題材としては，一見ささいなことに見えても数年間共に日々を過ごしてみてそうでないと初めて気づくような，絵画や本や個人的な置物，患者のためのティッシュ，それにカウチに置くひざ掛けがあるでしょう。

　好みは人それぞれでしょうから，私は自分の経験から，最大限心穏やかに生き残るために知りえたことを話すしかできません。私には患者用のティッシュやひざ掛けを用意すべきではないという議論が全く意味がわかりません。ですが，そうしたものを用意しないという厳格な学派もあるのは事実

訳注3)　シュナイダー（Schneider）によって，提唱された一群の症状で，それが見られたら統合失調症の確定診断がつけられると言われている。

です。私自身の感覚では，私たちは患者を治療上のこととして，おそらくは苦痛を伴うセッティングに招きいれています。つまり，彼らはかなりな金額を払っているのです。ですから，私はこのセッティングを私たち双方にとってできるだけ快適なものにしたいのです。言い換えるなら，私はそれらがないよりもあった方がいくぶん気楽に感じられると思っています。同様の意味で，別の部屋で留守番電話（これも私は必需品だと思うのですが）に応答させることにしてでも，面接室で電話が鳴るのはいやです。

　絵画や本，それに個人の置物のことになると，さらに人それぞれです。ですから，私はそれらが慎重な吟味を要するという事実にだけ注意を向けたいと思います。私は面接室にいくつか絵を飾るのが好きですし，それらは確かに有意義な転移性の反応を引き出すことがあります（「なんてひどい趣味なんですか! これから「X」年もあの絵に耐えていけるかどうか分かりません」とか，「あの絵が大好きです。あの中にたくさんのものが見えるんです。それで私が思い出すのは……」などなど）。絵について私が唯一強く思うのは，自分が分析を受けていた時に，もしカウチの私の目の前に刺激的な絵がかかって**なければ**，もう少し気が散らずに生き残れたことが所々あったかもしれない，ということです。何もない壁の方が患者の中に自由な空想をより湧かせるように思います。個人的な好みとして，私も常に白い壁を選ぶようにしています。

　服装の問題もしばしば持ち上がります。これもまた日々のセッティングの一部なわけです。確かに，私たちは何よりも服に，緊密に接して暮らしています。ですから，その存在を忘れられるくらいには，快適で「ちょうどよい」感じのものが必要です。不安によるのであれ，ナルシシズムによるのであれ，明らかに自意識過剰な服装の治療者は，患者をとても当惑させ，長い間そのことについて話題にできないと感じさせるものです。

　読者のみなさんには，私が若い人たちよりもカジュアルな服装になじめない世代の人間だということを分かってもらえるでしょう。このことは他人に対する私の好みや意見に間違いなく影響しています。しかし私は，治療者やソーシャルワーカーやカウンセラーといった聴衆に講演してきた中で，いつも正装してちゃんとした靴を履いているからといって，自分が単に古くさい生き物だというわけでもないのだと気づくことが度々ありまし

た。1日の仕事が終ってから発表をする時には，私もやって来る人の多くも仕事帰りなので，年齢に関わらず女性はワンピースやスーツ，ブラウスにスカート，男性はスーツやちゃんとしたパンツとジャケットに普通はネクタイをして——といった風に「ちゃんとした」服装で来るものです。土曜日に発表や講義をする時は，男女問わず多くの人がジーンズやスエットやトレーナーを着てやってきます。このことから，仕事向けの通常の服装とは落ち着いたそれ相応の服装のことであって，（女性の場合の）パンツルックや男女に関わらずジーンズや着古しのセーターなどカジュアルすぎるものではない，という非言語的な想定がこの職業に行きわたっていると言えそうです。私の世代の女性は，若い人に比べて化粧をする習慣があります。こざっぱりした髪型でちゃんとした身だしなみをしているのは私には重要なことに思えますし，男性でも女性でも，多くの人たちが同じように感じるでしょう。

　臨床現場のマネージメントは技法の問題に深く関わってきます。ですが，私が述べていることが，技法の特徴の中でもまさにその人の一部分になっており，普段は自分にも，まして（数セッションを終えたばかりの）患者にも気づかれることがないと思われるものだけに限っていることを覚えておいてください。ここでは技法のあらゆる側面について長々お話するつもりはありません。しかし，その中でも職業人生を通じて毎日繰り返されるものがあり，気楽な気持ちで生き残ることができるかどうかは，それらを自分なりに正しく把握できているかにかかっているのです。これらのほとんどには道徳的なよしあしは関係がありません。そうは言っても，その人自身にとっての「正しさ」があることは確かです。

　お手洗いや待合スペース（できれば待合室）は両方とも患者が使えるよう用意すべきです。理想的には，待合室は個人的な装飾品をたくさんおかないようにすべきでしょう。ですが，待合場所がないとか玄関間口しかないよりは，雑然とした部屋でもある方がまだましだと思います。臨床実践を快適にうまくやっていくには，トイレとよい待合スペースが欠かせません。

治療者のふるまい

　日々の仕事でまずやるべきことは，患者を迎え入れることです。彼らは人の家に上がる習慣的なやり方を持っているものですし，そして，今は待合室にいるのです。そこから患者を毎回迎え入れるやり方については，驚くほど意見に幅があります。極端な一つの例として，黙ったまま視線を向け，ほんのわずかに会釈するというものがあります。一方，日常的に，少なくともセッションの始めに毎回握手するというのもあります。今日では，この極端な後者の例をする人はかなり少ないのですが，マイケル・バリント（Michael Balint）[訳注4]など数人のヨーロッパからの移民の人たちは，そうしないと無礼になると考えるようです。私はほんのちょっとお辞儀をして，「おはようございます」とか「こんばんは」とかそんなようなことを言います。かつてはセッションの終了時にも毎回習慣的に行われていた握手に私が反対するのは，それが必ず転移の状態に干渉してしまうと思うからです。

　もし私が患者だったら，これまで理解しえなかった怒りや陰性の感情といったものを探究している最中など強い敵意を持ってカウチから起き上がった時，分析家に握手されたいと思うはずもありません。私はあるセミナーでかつてこの言葉をそのままバリントに投げかけた時のことを思い出します。彼は愉快そうに笑ってから，「でも，終りの時にすることだから……」と言っていました。この振る舞い方が彼の好み，つまりは個人的な安心感のために必要なのは明らかでしたが，それが私には歪曲と言えるほど侵入的にも，とても操作的にも思えるのです。

　患者を迎え入れ，自分なりのいつものやり方で彼がイスやカウチに落ち着くよう促し終えたら，さて，あなたは「自分の臨床のマネジメント」をどんな風に続けるでしょう？　あなたは振込先をどのように，そしていつ伝えるのでしょう？　あなたはお金にまつわることは治療を開始する前にあなたと患者との間ですっかり合意したことだと確信できますか？　も

　訳注4）バリントはハンガリーでフェレンツィ Fernzi, S. から教育を受けており，握手のような身体接触は儀礼上必要だと考えていたようである。

し患者があなたに払いそびれたら，あなたはどうしますか？　患者が面接中にタバコを吸うのをあなたは許しますか？　もしあなたが部屋をでないといけなくなったら，何と言うでしょう？　どうしても面接に遅れそうな時は何と言うでしょう？　もし患者が部屋中をうろうろしたり，出て行きそうになったり――私自身の思い出深い例としては――花を活けてある花瓶二つも含めて飾り棚の上にあるものを全部払い落としたら（第4章を参照），あなたはどうしますか？　もし患者同士が待合室で出くわしてしまったら，もし次の面接が始まる時間までお手洗いに入ったままだったら，どうするでしょう？　休日の予定をいつどのように患者に話しますか？　たとえば新しいカウチを買った時などセッティングの大がかりな変更をする時には何と言いますか？　すでに暗くなっている時間に停電が起きたらどうしますか？　何らかの事情があれば，患者さんに直接触ることがあるでしょうか？

　これらの問いが関わるテーマの重要度はそれぞれで大きくことなります。こうしたこまごました内容をしつこいほど繰り返すのは，そのいくつかには遅かれ早かれ即座の答えを求められることになるからなのです。もしみなさんがそうしたことを一度も考えたことがなかったなら，突発的におきたあらゆる状況に一瞬戸惑ってしまい，考えておけばよかったと後悔するはめになるでしょう。もちろんこうした問いは，生き残ることそのものとは，何ら関係がありません。患者がナイフを持ってきて，あなたを眺めながらそれを手で玩んでいたらどうするでしょう？というのを含めたら話は別ですが。

　これらの問題には決まった答えがあるわけではありません。セミナーで治療者や研修生たちとこれらを検討していても，それぞれの考え方の幅や，異なった見解の人たちが互いの相違に気持ちを強く動かされる様子には驚かされます。私自身が生き残ってきた観点からすると，そうした問いから思い浮かぶほとんどのことを自ら経験してきたことでより自信を持てるようになったのです。

　たとえば，私は自分の休暇の日程を全部の患者に確実に知らせたかどうか，より詳細に言うといつ，どうやってそうしたか，を忘れてしまう恐れを感じたりします。それで，私は休暇の1カ月くらい前になると待合室に

はっきりした日取りを掲示するのです。こうすることで，患者たちも待っている間に書き留める時間のゆとりを感じることが多いようです。確かに掲示した日のセッションでは反応が生じやすいのですが，少なくとも私はそれに対する心づもりができますし，自分の気も楽にもて，はっきりした日程を伝えたか，それとも全く伝えてないのかというようなかすかな疑念に追われずにすみます。

料金の受け渡し

　人はお金にあらゆる感情をある程度は結びつけるものですから，支払いに関してはもっと詳しく考えるべきでしょう。このテーマについては，治療に取り掛かる前に予備面接の中で話し合うことが大切です。そうすることで，もし誤りがおきたとしてもそれらがあなたの側の混乱やあなたのやり方を説明し損なったためではないと確信できるように，きわめて明確な条件を作っておくことが重要なのです。料金は固定するか，折衝の必要性を感じる患者の場合にはその点を何よりも先に取り扱い，落ち着きどころを探すべきです。支払いに関する患者の強い反応はゆくゆくは面接で扱う素材になるかもしれませんが，始めの時点では，私たちが料金と請求書を提示する方法をはっきり示さなくてはいけません。

　中には，あなたに現金で払った方がよいか聞いてくる患者もいるでしょう訳注5)。これは多くの治療者が思うよりも厄介な問題です。その中に「あなたは，私と同じく，脱税をするような人間ですか？」というもう一つの問題が潜んでいるためです。つまり，現金での支払いにすぐ同意するのは賢いやり方ではないのです。最終的には，あなたはその人物の治療者になるのですから，たとえば「あなた自身はそれをどんな風に考えていますか？」とか「私がどんな風に答えそうだと思いますか？」などと尋ねて，色々な部分で治療的な作業を始めておくことに問題はないでしょう。患者によっては何も言わずに現金で払い始めようとする人もいます。私は小切手での支払いがよいと思っていますし，通常どこかの時点でそう伝えます。

　　訳注5)　英国が小切手など信用取引中心であるための記述。日本の場合，現金か，せいぜい振込みで支払う場合が多い。

私は患者に，毎月の初めの面接の時に請求書を封筒に入れてテーブルに置くことを伝えておきます。そこから患者がどんな風な支払い行動をとる人か分かる興味深い過程が生じます。私たちの患者はおおよそ私たちのすることに感謝してくれています。ですから，彼らは，しばしばそれについて不平をもらし，議論をしてはきますが，支払いも適切にしてくれます。払い渋る人については，治療的にしっかり取り組む必要があります。そうすることで通常は1年前後で変化が見られるものです。

　私はより若い治療者（なりたての，経験の少ない，という意味で使っているのは周知のとおりです）が，支払いの問題をすぐに片付けられるとは思いません。ですが，料金についての困難な経験を各々ができるだけ早いうちに鍛錬し，ワークスルーしようとするのは有意義なことです。精神療法は，あなたを急速に――ゆっくりでもそうかもしれませんが――お金持ちにする仕事ではありません。それは，良い公正な収入をもたらしはしますが，はじめの頃には特に，使命感が支えでもあるのです。私は無料で患者をとることは全く勧めません。しかし，病気で，治療の必要があり，あなたにとって興味深いにもかかわらず裕福ではない患者を引き受けることが，ときどきであれ長い間にはきっと何人かはいることでしょう。興味が向くのであれば，そうでもしないと治療を受けられない患者を低料金で一人二人とっても後悔はしないでしょう。

　ですが，もし患者候補がお金を持っているなら，相場（周りの治療者にお聞きなさい）の範囲で，あなたの良心が許す限りの料金を課すのを恐れてはいけません。常にあなたにとって最高の料金に設定するのが賢明です。それはもちろん，あなたの身の回りの他の金額同様，時とともに高くなるでしょう。そうすることで，すごいお金持ちとセッションを持つというあまりありそうもないことが起こった時に，あなたの心の中の葛藤をいくらか防いでくれるでしょう。しっかり吟味したとしても，他の人類同様，精神療法家の中にも貪欲さは潜んでいます。ですから，もしあなたがある「X」という金額以上を課すことはないと自分で分かっていれば，気を楽に持てるでしょう。

　私に料金を支払わないまま去っていった患者が一人だけいましたが，数年後患者が良心に打たれる状況が生じた時に支払われました。支払いの遅

れや不払いに対する適切で意識過剰でない，力動的な検討作業は，あなたが公正で定期的な料金を得るために十分結び目を解きほぐすものです。もし支払いをしないまま去る人がいるとしたら，私には，その治療全体，特に終結の作業が，当事者双方にとって不十分なままだったのではないかと思います。

診察室での喫煙 [訳注6]

　私は面接室を禁煙にしており，例外を認めていません。喫煙したがる人たちは必ず驚いて，時にはショックを受け，まれには権威をかさにきていると怒り出す人もいます。多分その通りなのでしょうが，それならそのことについて検討することができるでしょう。おおよそ喫煙は昔よりは少なくなりました。最もその話題が取り上げられやすいのは，コンサルテーションの現場で，それに続いてたくさんの興味深い反応が返ってきます。今では，予想可能になったボディ・ランゲージの一つのパターンがあります。コンサルテーションに来た患者は，大体開始後30分過ぎた頃に，言わなければならないのに表現するのが困難な一節に辿り着きます。何かを話し始めたり泣き出したりしながら，患者は自動的に，男性ならポケットをはたき始め，女性なら下においたハンドバッグに手を伸ばしたりしだすのです。時にはタバコを引き出した時，人によっては口にくわえてから，自分たちが何をしているか突然気づくのです。そこから，以下のような会話が始まります。

　　P（患者）：「あっ，タバコ吸ったらまずかったですか？」
　　NC（コルタート）：「ええ。」
　　P：「それはどうも。」（たいがいタバコに火をつけてからハッと驚く。）
　　　「何て言ってましたっけ？」
　　NC：「『ええ』って言いました。」
　　P：「『ええ』って，吸ってもいいって意味ですよね？」

訳注6）　この当時の英国はまだ，公共の場所でも喫煙可能なことが多く，診察室でもタバコが吸えることもあった。

ＮＣ：「いいえ。ええ，吸ってもらっては困ります，ということです。」
Ｐ：「えっ，そうなんですか？（気分を害したという最初の兆候がみられ始める。）「でも，どうしてですか？」
ＮＣ：「この部屋は小さいですし，今日もこれから来るたくさんの人たちの中にはタバコが嫌いな人もいます。それに私もそうなんです。」
Ｐ：（怒りだしたり哀れに泣きだしたりしますが，それによってその後の語り口は違ってきます。）「でも……でも，タバコを吸わないと落ち着かない。ほんとに苦しい時にはいつもタバコを吸うんです。不安がひどいんです。分かってもらえませんか？」
ＮＣ：「そうね。時間は十分あるし，あなたの不安を持ち込むのに，この場以上の場所はないでしょう。」

　この時点までの会話は，まったく予測できますし，おそらくこれまでも何十回，何百回と繰り返されてきたものでしょう。一方で，あなたが伝えたことを受け入れて，上品に（それとも，おもねって，もしくは自虐的に？）タバコを消して面接を続けることを了解するタイプの患者がいます。そうした人たちとの話し合いは早めに終るものです。他方，ひどく落ち着かなくなり，いらだつ患者の場合，ここから様々な形をとり始めます。今では，こうした反応のパターンに予後についての隠れた兆候があることを，私は確信するに至っています。彼らを担当した治療者から治療の状況をたまに尋ねて，おおよそ20人の患者のその後を追ってみたところ，その意味をどう考えるにせよ，憎悪感情なしにタバコをやめた患者たちはみな，いらだった患者に比べ治療結果が良好だったのです。
　完全に反抗した唯一の人は，地味で気難しい不幸な50代のソーシャルワーカーでした。彼女はこれまですでに３回の治療失敗経験がありました。私の喫煙の拒否に対して，彼女は一度タバコを消したものの，怒りだし，議論をふっかける形で反応しました。そして彼女は抵抗し続け，10分くらいすると「あなたが何と言おうが構わないわ。タバコ，吸います」と言い，実際にそうしだしました。これは，私が困らされた出来事の一つでした。今まで起きたことがないことだったので，私は座ったまま静かに彼女を見つめました。彼女は，優越感と恐怖の入り混じった感じで私を眺め返しな

がら，すごい勢いでタバコを吸いました。少ししてから私は，「あなたはいつも人に対抗するの？」と言いました。彼女は驚いたように見え，それから「ええ，多分そう。でも，どうしてそう思ったの？」と答え，またタバコを取り出しました。「一見，あなたが私の土俵で私を負かすことができると示したいようだけど，私にはあなたがそれを楽しんでいるようには見えなかったから」と私が言うと，彼女はすぐ，いいかげんに「あら，楽しんでるわ」と言い，「あなたをいらつかせてやったわ」と付け加えました。私は，厳密にはいらだってはおらず，それより彼女を嫌いになっていて，彼女がまるで反抗的な 6 歳児のように振舞っていると思えたことに気づきました。そこで私は，「あなたはここに治療を紹介してもらうために来られたんですよね。でも，あなたはこれまで受けた治療がどうしてうまくいかなかったかを示してるように見えます。あなたは多分，ものごとをよくすることよりもダメにすることの方に興味を魅かれているのでしょうね」と伝えました。これは彼女に入り，面接は幾分論争的な感じが和らぎ内省的なものになりました。そして，彼女は 3 本目のタバコには火をつけませんでした。心配ではあったものの，私は彼女を思春期の患者の経験が多く，行動化にも辛抱強い同僚に紹介しました。行動化がたくさんあるだろうとの注意を添えて。後に，この選択は正しかったことが分かりました。彼女はそれまで受けた治療で最長となる 1 年間治療を続けましたが，その間ありとあらゆる手段で歯向かい，料金の支払いや時間の遵守についても含め，色々な行動化をしました。

　私自身タバコは吸うのですが，診察室を禁煙にしている理由は本当で，仕事中は吸わないと決めてからもう大分経っています。私は喫煙が人間にとって良くないのを知っていますし，医師は公衆の面前，特に患者の前ではタバコを吸わない方がよいと考えています。それは格別難しいことではないですし，自分でも毎日長時間タバコを制限できるので満足しています。

名前の呼び方

　その他，臨床現場のマネージメント上明確にすべきこととして，名前の呼び方や治療中の邪魔やプレゼントがあります。名前の呼び方に関して言

えば，この20年ではっきりと文化的な変化がおきました。私はめったに使いませんが，発音しようもない「Ms」が導入されたのを別にしても，誰かを呼称する時に，あらゆる人をすぐにファーストネームで呼ぶやり方が実際広まったのです。

　私は，知りあったばかりの人にファーストネームで呼ばれることを好みません。アセスメントのために紹介されてきた人たちが電話をしてくることがよくあって，たまたま私自身が電話に出ると，明るく「あ，ニナさんですか？」と言ってくるので，私も同じように明るく，「ええ，そうよ。どちらさま？」と返します。「ええっと，あなたは私を御存じないと思うんですが，あなたに電話するよう勧められたんです。それは……」といった風に返事が続くので，私は口調を急に変えます。私は無愛想になって――冷淡になって，と言ってもよいでしょう――でもそのことにはすぐに触れずに，会話は寒々しい感じで続きます。ほとんどの場合，私はなるべく早くかけてきた人の年齢を尋ねるようにします。ファーストネームを使うのは高い確率で相手が若いことを示しているからです。その答えが「19歳です」というものであれば，私は（本当なのですが）最近は若い人には会っていないことを話します。しかし，私は彼らを若い人との経験が多い同僚に紹介すると伝え，実際にその後そうします。

　もし，かけてきた人が30代かそれ以上（40過ぎの人にはこうした習慣の人はほとんどいませんが）であれば，私は，会ったことがない人には「コルタート先生」と呼んでもらいたいことを伝えます。「頭の固いばあさん」とか「高慢ちき」といった，心の中の反応が聞こえんばかりですが，私はいっこうに構いません。前もって電話で話していない場合，文面で予約のやりとりをした時などは，玄関で初めて会った時に同様の状況がおきることがあります。その時は，私は操作の部分をもう少し早めに始めます。

　私はそうした人たちを診察室に招き入れる際，習慣的にフォーマルなあいさつをするようにしています。それは，この15年ほど私は40過ぎの人を治療することが多いので，彼らも同じようにするのに難渋しないからなのです。研修生は自分の分析家や治療者について影でおしゃべりしている時，しばしばファーストネームやあだ名で言うことがあります。ですが，これは古くからの習慣であり，あまり害のない行動化でしょう。ごくまれにで

すが，治療過程のかなり終りの方で，私は自分より若い人をたまにファーストネームで呼ぶことがあります。これはとても複雑な事態です。慎重に吟味した上で，そうすることに違和感がない場合だけでしょう。こういったことが生じるのは通例，相手がシゾイドかボーダーラインの場合の時が多く，決まって2人の間での特別に個人的で親密な祝福として歓迎されるものです。

外部からの妨害とその影響

治療セッションへの妨害は，できるならばそうしたことが最低限になるように管理しておくべきでしょう。たとえば，ガス屋さんや電気の検針員は，前もって頼んでおけば通例早く来てくれます。避けられないような妨げが起きた時，たとえば，他に誰も出れない状況で玄関の呼び鈴が鳴った時などは，インターホン（治療者の7つ道具に加えたいものNo.1です）でやりとりをすませられるようにできると良いでしょう。最悪なのは，立ち上がって玄関まで出ないとならない状況です。どうしても必要な時，私は「すみませんが，どうしても出ないとだめみたいです。なるべく早く戻りますので」と言います。部屋を出る時には扉を閉めるのをおわすれなく。そして，戻ったなら速やかに，部屋に一人残されたことについて連想の道筋を向けるのが正解と思います。そうすることで，極めて意義深い素材が生まれることがよくあります。路頭に迷ったり置き去りにされることへの恐怖，それらの実体験の記憶，私の日記や戸棚や引き出しを調べる空想，それらが部屋にあればの話ですが。

他より大胆な患者は起き上がってうろうろしたり，本棚を眺めたりするでしょう。このような，ある意味必ず叱られることを見越しているような振る舞いこそ，転移の影響力の強さですし，その後に力動的な作業がうまく続きうるのです。ですから，もし部屋を出なくてはならない事態が起きても慌てないでよいのです。それは今行っている治療に必ず役に立ってくれるでしょう。

電話は面接室に必ずしも必要ではないと思います。呼び出し音や電話でのやりとりは，それが手短なものであっても，患者にとっても治療者にとっ

てもとても気の散る侵入的なものです。それに，平穏で私的な面接の場では，電話に対しての弁解の余地はありそうもありません。現代では留守番電話は普通に見られるものですが，通常その前に呼び出し音が数回鳴り，その後電話がさらに音を出しますから，それ自体を別の部屋に置いておくべきでしょう。留守番電話は忙しい治療者のすばらしい使用人にも援軍にもなります。今の時代で，それなしにやっていける人がいるとは私には思えません。

患者からの贈り物

時に患者が贈り物を持ってくることもあるでしょう。例え躊躇や拒絶に見えたとしても，それでも断るのに足る十分強力な理論的に合理的な根拠があります。贈り物には多重の微妙な意味合いがあります。それを拒んだことで引き起こされる患者内部の憤怒が部分的にせよワークスルーされたなら，贈り物についての部分的，もしくは全体的な意味合いは注意深い分析によって表面化することができます。ですが，他のルール同様，これもまた時には破られることのあるものではあります。最終的には，それぞれの症例ごとに別個の臨床的な判断が求められるのです。まれなことですが，極めて重要な治療作業の成功と呼べる結果に対して，ささやかな象徴としてもたらされる贈り物であれば，私は受け取ることがあります。また，治療的なペアの間で祝福の気持ちがとても確固としたものになった時に，感謝の気持ちとして受け取ることもあります（Bollas 1992）。原則としては受け取るべきではなく，例外は稀です。そして，贈り物は治療者の臨床力を最大限に試すものです。

唯一私が贈り物を受け取るのは，長い治療の最後の時だけなのです。治療が成功しなかった時には贈り物はないものです。成功した時には転移は終結までに十分消失しているでしょうし，患者は治療者のことをそれぞれの個性をもった独立した個人としてよりしっかりと見なすようになっているでしょう。この時点でも非対称的な関係ではあるのですが，一個人が他の個人と関わるようになるこの段階に至っても，何はともあれ患者の純粋な感謝の表現である贈り物を拒むのは，私には失礼なことに思えます。人

生の途上の奇妙で，おおよそ暗澹たるいくつもの段階を連れ添ったその相手から贈り物を受け取ることはとても心揺さぶられる瞬間になります。今ではそれこそ遠い過去となった導入面接から遠ざかり，患者の人生で最も複雑で深く関わった関係の一つをうやうやしく締めくくろうとしているのです。そんな重大な局面には，他にないようなやりとりで足跡を残すのがふさわしいように思えます。

　はっきりしてきたのは，治療過程で生じるたくさんの状況を扱うのに特別な規則というものはあまりないということです。ですが，こうした可能性に注意を向けておくことで，不意打ちを食わずに心の準備ができるでしょう。私自身の対処の例を示したのは，何も唯一の答えを示す意図からではなく，いくつかの考えを提供するためでした。そう，面接室には停電に備えてろうそくを何本かと懐中電灯をどこかにおいておいた方がよい，というように。この本の文章が一つ二つ心に呼び覚まされる危機的瞬間が，ある日訪れるかどうかなんて，誰が予測できるでしょう？

第4章 Paradox
パラドックス

パラドックスを知ること

　日常の中のおびただしいパラドックスを知っておくことは，それ自体が生き残るための道具になるものです。パラドックスは，私たちがどんな風に暮らしたり仕事をしていても，そのあらゆるところに姿を見せますし，もしそれを把握したり受け入れたりすることが十分できなければ，私たち自身の楽しみや，私が思うにはテクニックについても，それらの特質すべてを自ら削いでしまうことになります。それに私たちは不確かに感じて混乱することでしょう。「まったく，**あれとこれを同時になんて無理だ**」とか「**あれとこれは全く矛盾してる。どうしたら両立できるんだろう？**」といった風にです。私たちの心の平穏のためには，パラドックスを探索し，見極め，許容することが不可欠なのです。

初心者のパラドックス

　そうしたパラドックスの法則をまだつかめずにいるために，自分たちが偽善者なのではないかと心配する若い分析家に出会うことがあります。個人分析はトレーニング全体の基礎部分なのですが，彼らだけでなく，時に私たちの多くは，自分が個人分析を受ける**必要があった**ことをいくらか罪深いことと感じるようです。私たちは認定を受けてここにいますが，それは私たちがこれから患者になる人たちに，賢く信用に足る人と思われるように自分をしつらえ，彼らが自分の問題を解きほぐすのを援助する技術を身に付けてきたからなのです。しかし，**私たちは自分がいまだに不安であり，恐怖と不確かさと憂うつを感じやすいことに気づいていますし，私た

ちが自分自身の分析に持ち込んだものはすべて，より和らいで扱いやすくなっていたり，いくつかは消え去ってさえいますが，今でも私たちを悩ませることがあることも分かっています。また，トレーニングの終り頃には，私たちは自分がどれだけ経験が乏しく，ほとんど何も知らないのかにいやというほど気づかされます。その時点では，私たちはフロイトの著作を**1度**だって全部を読めてはいませんし，次々と出される雑誌の論文も全てには目を通せていません。何百もの論文を読む時間すらありませんし，実のところ，それら全ては現実の面接室の中のできごととは別物に思えますし，それに……。

認定を受けたばかりのトレーニング修了生で，こんな風に感じ**ない**人がいるなら，私はその人のプロとしての将来がとても心配です。個人的なニードを強く感じないで分析を受けに来る人や分析がしっくりくる感じが得られない人が，分析が終了した後によい治療者になれるとは思えないのです。自信に溢れ，自分自身や患者への答を手にしたと確信しているようなトレーニング修了者からは，まだ問いさえも知らないのだという印象を強く受けるものです。私たちはものごとの核心にあるパラドックスに取り組むのです。それゆえ，他の専門職が自己の強さの上に築き上げられるのに対して，精神療法家は自らの弱さによって磨きあげられるのです。

いわゆる「普通の」人は，いかなる力動的精神療法のトレーニングにも受け入れられにくいようです。「普通の人」というのを定義すると，防衛システムが堅固で，そのシステムがその人自身のために機能しているような人のことを指します。そういう人は，明らかに自我が強く，不安にまいることは全くといってよいほどないので，自分の内界を振り返ることに関心がなく，そのためそこから得るものが少ないものです。それに，おそらく自分に無意識の心があることを否定するでしょう。そうした人の情緒は限られたものでしょうが，純粋で好感のもてるものです。彼らの生活パターンは慣習にのっとったもので，気性は穏やかで，感情の波や衝動や症状，他者への過剰な依存に悩むこともないでしょう。

これはちょっと戯画的ですが，決してオーバーな言い方ではありません。うちひしがれて自分の内に秘めた気持ちを話す時，こういう相手に話したいものでしょうか？　私はそうではありません。私は，自分の不安からの

不合理な苦痛や寄るべない憂うつの断片や奇妙な症状への共感を，そういう人からは得られないと思います。深刻な心理的苦悩に対するまったくの戸惑いに，私は出会うことになるでしょう。さらには，その人が私に自分をどう「立て直し」たらよいか現実的に「助言（counsel）」しようとしたり，言葉にならない気持ちを言い表そうと口ごもりながら言葉を探している時に介入したりするのではないかと心配になります。私はそういった人たちが唯一の「答」を出せると信じているのではないかといぶかしく思うでしょう（その人はそもそも「問題」の方を知っているのでしょうか？）。

多くの職業の場合，その「エキスパート」に「助言」を求める場合には，私たちは答を得たいと思っています。弁護士や建築家や靴屋を訪れる時，自分で伝えたこと以上にどんな考えがあるかなんて聞かれたくはないものです。その件について自分よりよく知っていそうな人に，それを現実的に処理するようなことを言ってほしいわけです。この点が私たちの職業のパラドックスをよりはっきりさせてくれます。つまり，いかに不安を感じ，何の事実も見いだせず，助言ができないとしても，私たちは語られたことにもそれを越えたところにも，どう耳を傾けたらよいか，いくらか**知っている**わけです。意識的な相談内容が無意識に求めているものではないと気づくすべや，私たちの語る言葉が表面的になったり，防衛的になったり，見当ちがいになった時に沈黙を守るすべ，それに，自分たちが**答を分からない**にしても，相手に寄りそうことで相手が自分自身をより良く知ったり，それに気づきながら気楽になれる能力を信じ続けるのを助けるのだと，自分自身と時には相手に，気づかせるすべを私たちは知っていますし，すぐにもっと詳しくなるでしょう。

もし私たちが自分の分析治療を終えた後――分析終結直後の時期というのは悲しみと動揺でいっぱいなことが多いので，すぐにではないでしょうが――自分自身を探索するなら，今も自分が不安になったり，憂うつになったり，混乱する可能性はあるけれど，一方で自分がそれらを扱う別のやり方や例え「それ」が何であったとしても共存したり，より良く，つまり，より「ポジティブに」自分の仕事がこなせるようにワークスルーする方法を身につけたことが分かるでしょう。また，私たちは，詳しく言い表せないとしても，往々にして前とはすごく異なった状態に辿り着くまでの独特

の過程をいくらかは知っていることにも気づきます。

たとえば私たちは,自分が不安を感じうるということによって他者の不安に建設的に接近できるのだという,最初の大きなパラドックスを観察していくことで,技法ということに関していたるところにパラドックスが湧きあがることを理解できるようになりますし,そのことを見出すのが早ければ早いほど良いのです。このことが成し遂げられるのは,私たちが心の中で健全なスプリットを創り出して使う必要性に迫られた時です。それこそが,際立って矛盾した二つの存在のあり方や,二つの異なった技法上のアプローチを**まったく**同時に配置するやり方を身に付ける唯一の方法なのです。ある日あることについてあるやり方をして,同じ状況で別の日に異なることをしたとしても,そんなに矛盾している訳ではありません。ですが,対照的な二つのあり方を生産的に活用することが,専門的な技術を身につける秘訣なのです。

こうした性質の記載は,時には直接的に,しかしむしろ多くの場合は暗示的に,私たちの莫大な文献のそこここに含まれているものです。もし200の文献を読んで,そこからそうした技法上の秘訣のリストを作ろうとしたら,それぞれの治療者がそれぞれちがった側面に力点をおいていますから,ひどい目にあうでしょう。2頭の馬に同時にまたがって乗りこなすのにも似た[訳注1],スプリッティングの一種としての生き生きした「心の妙技(trick)」が私たちの技法の柔軟さに自信を持たせてくれるのです。

パラドキシカルな倫理

私は,はじめに最も明白なパラドックスを吟味しようと思います。それは,直接取りあげられることは滅多になく,トレーニング機関の雰囲気や他の治療者について見聞きしたことや文献から少しずつ吸収されていくようなものです。

私たちはどの患者との間にも複雑で独自の関係を築くのですが,それは数年にわたって育み深められていきます。しかしその後,それは明らかに

訳注1) この比喩は,ウィニコットの心身症の論文「心身症の肯定的および否定的側面(『精神分析的探求①』)」にも見られるものである。

恣意的に，他のどの関係とも異なったやり方ではっきりと終結します。こうした関係を実際にはじめるまでは，私たちは治療の中で禁欲的に機能することを知っていると思われています。「禁欲（abstinence）」とは今日でも何の修正もなく通用するフロイトの言葉です。

私たちの職業倫理は強力かつ明白であり，**それ自体**に意義があります。唯一の問題は，それが国際的に受け入れられる一致した定式にはなっていないという点です。おそらく，それらを吟味したり維持することを各個々人に任せておく方が，私たち，特に研修生としての自分たちを責任を持った道徳的良識のある大人として扱うことになるでしょう。私たちの職業倫理を一言で言えば，患者を悪用しないこと，と言えそうです。特に，感情面，行動面，性的な面，金銭面といったあらゆる面における転移関係の影響力の強さと傷つきやすさを考慮に入れないといけません。

厳格な精神分析のトレーニングでは，患者の身体に触れないことが前提になっていますが，地域によっては身体接触にそれほど違和感がありません。私個人としては，身体接触は思わせぶりな意味合いを常に招きがちなので，とにかく避けるべきだと思います。しかし，これがわれわれの職業の大きな矛盾なのですが，私たちが有効な治療をするためには，逆転移感情を通じて，患者が彼らの対象——すなわち，私たち——をどのように使うのかについてできるだけのことを学ぶために，私たち自身の感情を思う存分遊ばせておくこともまた求められるのです。つまり，私たちは患者への親密な共感を向けつつ，その人に関するその人に向けられるあらゆる感情を体験するのです。私たちが治療的な自己を最大限に発揮するためには，起きていることのニュアンス全てを冷静に評価しながら，**同時に**それらに情緒的に生き生きと浸かり続けていられる，客観的な観察者になる必要があります。この本当に矛盾した事態が成り立つのは，私たちがなんのてらいもなく二つの別々のことを同時にするという実りある「妙技」をこらせたときだけなのです。

その他の技法上のパラドックスの多くは，この最初の最も重要な問題を小さな鏡で映した時のそれぞれの像のようなものにすぎません。つまり，私たちの精神療法家としての機能の仕方について，様々な特徴をもっと細かく言い表したもの，ということです。私たちは患者の発言全体や彼らの

声色や雰囲気，表情，振る舞いといった素材全てに細心の注意を向ける必要があります。それと同時に，大きな全体の部分として，長く複雑な歴史のささやかな一瞬に何が起きているのかを探索しなくてはなりません。特に，1回1回のセッションという宇宙で，寄せては引く潮のように現れては消える転移の状態を探究する必要があります。また同時に，私たちは自分たちの逆転移感情からの反響を探らなければなりません。そうした逆転移感情は，冷静な評価を織り込むことで，私たち自身がどう反応しているかだけでなく，患者からの無意識の投影や投影同一化の断片をどう体験しているのかも伝えてくれるのです。私たちの基本的な職務として求められているものは，怒涛のように進み続けるこうした過程の中で，それらを解読し，再びその患者に返すことなのでしょう。

解釈のパラドックス

次に，私たちが何に気づいているか，そしてそれを伝えるべきかを，自分が，何を知らないのか，そしてなぜ知らないのか，つまり，私たちが転移で気づかないよう操作されているのか，それともただ私たち自身が気づいていないだけなのかといった（より強力な場合が多い）感覚を対比しながら，決定するという繊細で慎重な判断が求められます。これは，語ることに関する全ての問題に通ずるテーマですから，次にそれを検討することにしましょう。

解釈することについては，ものすごく様々に書き表すことができますし，実際そうされてきました。パラドックスの楽しみを検証する観点から言えば，私たちはほとんど常に，自分たちが行えること以上のことを言うことができるものだと知っておく必要があります。沈黙している患者といる時に比べると，話す患者といる時，私たちは心の一角で，いつでも解釈したりコメントしたりできるような様々なことを，リハーサルしたり，話すのが適当かどうか吟味したり，キーワードを選んだり，夢の解釈を熟考したりなどなどと，思い描かざるをえません。と同時に，心の「別の」一角では引き続き患者に注意深く接し続け，いくらか前意識水準でしょうが，最終的に自分が実際に何を言うか決め，それを述べ，またその反応に速や

かに注意を向けるのです。ある意味で私たちの主な機能と言える解釈することのささやかな喜びは，とても報いられるものであり，治療者にとっての生き残ることの楽しみの一つなのです。

治療者であることのパラドックス

　私が最後に検討したいパラドックスは，私たちが仕事をする際，自己の表出を全面的にほとんど最低限にまで落とすよう求められるという，不思議なくらい人間味を欠いたやり方についてです。転移の中で私たちに帰せられる強い力との関係で考えると，これは並はずれた特別な現象なのです。

　自分の精神衛生上，私たちは患者の半－妄想的な考えに巻き込まれないことが必要です。患者は情緒的なプロセスに浸かっている最中，私たちを素晴らしいとか，憎いとか，冷たいとか，立派だとか思っています。私たちは密やかに，本当にそういう**存在なのです**。特に注意したいのは，陽性感情を向けられている時です。私たちをそのように誤解している状態を，患者たちは経験する必要があります。このことが，危険や狂気ではなく，意義のあるもので，分析のペアが生産的に用いることができるものだと見出したことがフロイトの最大の発見でした。しかし，一方で私たちが**私たち自身に過ぎず**，いつもどおり無知で，不安で，もがいており，欲望し，考え，悩み続けているままだと気づきつつ，患者が何を意味し，どうあるのかを正確に理解するというパラドックスの影響を消化し，気を楽にもつのは極めて難しいことでもあります。加えて，分析での治療者は，臨床の中で育まれる臨床上の技術だとはいえ，他の状況でのように自発的になったり，感情を表したりはできません。

　「記憶することなく，欲望することなく」毎回のセッションに臨むべきだというビオンの忠告は，技法に役立たせるために私たちの心をスプリットするという，ここで私が述べているテーマについて述べているものです。このことについては反論もあるでしょう。たとえば，「私には，この患者や彼の生活史，それに現在彼にとって物事がどんな風かについて，**記憶を持たない**なんて無理です」というようなものです。ビオンはもちろんそのことを良く知っていました。しかし，彼はそうした知識を全て保留するこ

とができることにも気づいていました。言い方を変えれば，それらを心の一部分では知り，いつでもそれに浸かる心構えをしながら，並行して患者に自己の「無垢な側面」を向けておき，ある日ある時ある場所での何が持ち込まれても落ち着いて受けとめ，それに今ここでの文脈で最大限の注意を向けることはできるのです。そうすることで，注意はできる限りまとめられるようになり，記憶から**情報を得ながら**も自由に機能できるのです。私たちは「欲望」からも自由になれるのですが，それは患者が今ここで，もしくは将来，どうあるべきかという願望や希望，期待を脇に置くよう努めなくてはならないという意味だと私は理解しています[訳注2]。

こうした作業は難しいですが，もしも私たちがあらゆる願望や希望や期待，計画やアドバイスやこの患者にとってベストに思えるものを乗り越えられたなら，私たちはより誠実に，患者にとって望ましくない影響をより少なくして生き残ることができるでしょう。最終的に私たちが患者に任せられるようになった分だけ彼らは私たちから離れていけるのだと心の底から理解すること，つまり，急がさないようにしたり，彼らにとって良いか悪いか私たちが思うことで歪ませないようにし，彼自身や彼の選択，決断，彼自身の考え，つまるところ彼自身そのものに責任が負えるようにする，そういったことでのみ私たちは生き残れるのです。

この作業で最も困難なところは――おそらくそこが最も生き生きした部分でもあるのでしょうが――患者がよくなればという私たちの野心を削ぎ落とすことです。

私たちが思っている患者の「改善」の意味には，私たち自身の世界観が影響しているにちがいなく，それは患者が求めているものとは全くちがうことでしょう。患者は内的理由で不調や不安や症状を抱えたままでいたいことさえあるものです。強力な二次疾病利得があることだってあるでしょう。

訳注2）コルタートはこのテーマについて，論文「注意attention（1990）」を残している。

自殺というパラドックス

　多くの治療者が最低一度は耐えることになると思うのですが，患者の自殺は，私たちがどれだけ細い綱の上でバランスをとっているのかを明るみにさらす，大変に辛い経験です。私たちは自分たちのできる全てを行ってきたと信じずにはいられないのですが，それでも十分でなかったことも受け入れないといけません。それと同時に，患者自身の最終的な責任を彼ら自身が持つことを重んじておかなければならないのです。自殺に対する彼らのゆるぎない決断の強さは，私たちの治療技法全てを越えたものでしょう。それに彼らの最後の切り札として，彼らの決断の内的な論理を受け入れざるをえないでしょう。私たちの希望や誠意やプロとしてのプライドはひどく傷つくでしょうが，自分たちのナルシシズムの傷つきを覆い隠すために罪悪感を誇張しすぎないことが重要です。

　治療や分析を受けている最中の患者の自殺について述べている論文はほとんど見かけたことがありません。そのテーマに，警戒心やタブーの性質をいくらか含んだ複雑な理由が絡んでいるからだと思います。そうは言っても，ヒステリーによるのであれ重症なうつによるのであれ，自殺のほのめかしは私たちの仕事でまれなことではないでしょうし，年を重ねた治療者の多くは，臨床実践の中で完遂された自殺の思い出があるでしょう。

　自殺は，私たちのような職業に就いている者にとっての最悪のできごとと言えます。それに，治療者をとても苦しめるものですから，ここでもう少し詳細にみてみることも意義があるでしょう。他の多くの患者との臨床は続けなければならないのですが，そうした患者たちに治療者の自信や個別の配慮の中でなるべく無傷で機能できる部分をむけて，私たちは生き残り続けなくてはならないのです。

　自殺する患者は，私たちの職業生活における究極のパラドックスです。私たちの治療の目的は，言わば，援助を求めてきた人々の健やかさと（相対的な）幸せを増大するということになるでしょう。治療者が健康で，楽しんで生き残っているということは，精神的な苦悩を和らげるため何年，何カ月も忍耐強く努力した結果得られた私たちの自己評価が確固として自

分自身を支えてくれていることを意味します。どの角度から検討したとしても，自殺が失敗を意味するという身も蓋もない事実からは逃れることはできません。

その意味では，治療者の傷つきを検討することは「まったくもってうれしくない」ことだと言えます。不幸な状況で人が死んだ時には怒りが湧いて，誰か責める相手を自然と探し求めるものです。まして，その人が医療や専門的なケアの環境下で亡くなったのなら，内科医，外科医もしくは，精神療法家が責められる実際の相手であることはよくあることです。長期間，精神病的な強烈さで深刻な抑うつに陥っていた患者は，当初は分析的精神療法に熱心だったり，そのことについて知らされていなかったりする親戚たちと疎遠になっているかもしれません。その患者が治療中に自殺すると，疎遠にしていたことは忘れ去られて，最も身近で親密な人から罪悪感に後押しされた憤りが，押し潰されそうな気持ちと格闘しているかもしれない不幸な治療者に向けられます。

これは若いヒステリー患者の場合に最も顕著です。精神科治療機関への入退院を繰り返す患者の一部で，リストカットや過量服薬のプロ並みな経歴をもつ若い患者（主に女性）がたくさんいます。通常，彼らは定期的な力動的精神療法にはやってきませんが，私たちの多くは若い頃にそうした患者を少なくとも一人は治療した経験があるものです。これらの患者は，「自殺企図」をするタイプの患者群と言えます。彼らは心から「死ぬ」ことを意図しているわけではありません。彼らの問題は，どうやって生きたらよいか分からないことにあるのです。若い彼らの混乱している心には，人生をやりくりしたり，自分たちのめちゃくちゃな状態の中でどうやって希望を見出したらよいかという，とっかかりがないのです。彼らには通常，「社会的に剥奪された」生活背景があり，手首を切ったり，大量の鎮痛剤を飲んだりすることで「助けを求めて」いるのだと言われています。軽蔑的な意味でなく，**実際に**，彼らはめちゃくちゃな状態であり，助けを求める叫びを発信しているのです。精神療法家である私たちは，困ったことに一般の人が思っているほど手段があるわけではありません。提供できる援助にはかなりの限界がありますし，それに何より，私たちが行っているような援助をそうした人たちがどれくらい取り入れられるかにはもっと厳し

い限界がありそうです。

　いくつかの理由で私たちの提供することには限界があるので，患者を精神分析的精神療法によって治療するかどうかきちんとした判断をすることが必要です。診断やアセスメントが本領を発揮するのはこういう時ですし，患者を選択する必要性があるということが，私が強調した心理的資質（psychological-mindedness）の観点を裏付けてくれます（第6章を参照）。

　人類がみな平等で，平等の権利をもっているとはいえ，私たちは，たとえ必要性や要望があったとしても，精神療法を経験する機会も平等であるべきだと宣言できるわけではありません。こうした平等の観点は「政治的には正しい」と言えますし，そうしたことを宣言する人には美徳の光が輝くかもしれません。しかし，そうしたものは文化的状況によるものであり，知性のもとにあるわけでも良識的な分別によっているものでもありません。人の権利についての問題にどんな立場をとっているかということはまったく別にして，もし私たちが，患者の障害の種類や，責任をもって内省する能力や，私たちがトレーニングをしてきた治療法を受けたいという，知識に基づいた願望の有無に関わらず，治療を人々にすすめることができるとかそうすべきだと示すとしたら，私たちは根本的に正直なわけでも，自分自身が健康に生き残ることを確実にしていけるわけでもないということになります。本当の援助を提供するという希望さえあれば，私たちが誰でも何でも治療できるかのようにふるまったり，さらにひどい時には信じてしまうなら，私たちは万能感や精神分析と自分自身への理想化にはまり込んでいることになります。

ある自殺した症例

　1970年代初頭に，47歳の女性がGP[訳注3]から紹介されてきました。紹介状には，彼女は地方で働いているが，もし私が治療を引き受けたら，2週間に1度のペースでロンドンに出向くつもりでいる，と記されていました。彼女はこのGPにとても執着しており，身体不定愁訴でしょっちゅう彼のところに行って，常に抑うつ気分を訴えていました。彼は常々彼女に心理学的援助が役に立つだろうと勧めており，ついに彼女の同意を得ることが

できたのでした。その女性は初めから複雑な状態像を示しました。表面上，彼女は精神療法が役立つ可能性を検討するのを拒んでいましたが，同時に，彼女は優れた鋭い心理的資質があることも示しました。

彼女は労働者階級の生まれで，あらゆる面で知的で，堅苦しいと言った方がよい少女でした。彼女は16歳で学業を終えなければなりませんでした。しかし，彼女は，わが国でそうするためには仕事を始めて何年もたってからになりますが，生涯教育を受けることでそれを何倍にもして取り戻せたのでした^{訳注4)}。彼女は地味でしたが，粘り強くユーモラスなところがありました。また，彼女は数少ない友人が結婚して家族を作りだした頃，同年代の男の子たちをひどくおそれたように私には見えました。彼女の喋り方は辛辣で，皮肉めいていました。それが彼女の心理的な洞察力と相まって，2週に1度という精神療法の魅力ある提案を彼女にさせた部分でもありました。はじめから私は彼女のことが気に入りましたし，彼女を好きになるのはたやすいと感じました。それは，彼女がまもなく露わにしだした，転移の一側面として私との間で数カ月間続くことになった，母親への際限ない憎悪を再演するニードと同質のものでした。

彼女は，彼女の存在自体でも転移の中でも，パラドックスの強烈な例を提供してくれました。彼女は男性をとても軽蔑し，弱々しい役立たずだとみなしていましたが，同時に結婚することを死に物狂いで求めていました。後に一般に結婚相談所と呼ばれるような機関に行くことは，当時の若者には疎まれていたのです。彼女を紹介してきたGPを彼女が敬愛していたことが思い出されるでしょう。彼は背が高くハンサムで，たくましい男性でした。彼女は夫（ここではトムとします）とは相談所を通して知り合いま

訳注3） GPとは，General Practitionerの略で，日本的に言い換えるなら一般開業医や家庭医となる。英国では，わが国と若干ことなり，専門医とプライマリケアを引き受けるGPとが制度的に区別されている。GPはNHSに登録された保険医であり，市民は郵便局を通じて地域の一人のGPに登録し，健康上の問題はまずそのGPに相談することになる。それぞれのGPも自分の専門を有しているが，より高度な治療や他の分野の判断が必要な場合は，そのGPを通じて紹介を受ける。もちろん自費であれば，自分の意志で専門治療を選ぶことは可能である。

訳注4） 英国では義務教育は5歳～16歳までで，労働階級の人は以降の教育を受けないことが多い。しかし，何回かの法改正によって，さまざまな成人向けの生涯教育機関でいろいろなコースが提供されている。

した。彼らは深く愛し合うようになり，約18年間結婚を続けていました。彼らは二人とも子どもを望みませんでした。彼らは今でも互いに強く愛し合っていました。

　パラドックスというテーマに戻るなら，彼女は自分の母親のことを「怪物，まさに怪物。彼女は悪魔じみてた」と頑なに述べていました。3年もの間彼女のこの頑なな考えは揺るぎませんでした。しかし，間もなく彼女は，私に情熱的でのめりこむような愛着をもつようになりました。彼女はできる限り隠していましたが，このことは彼女が男性同様女性を愛する能力もあることを示していましたし，何も治療の中だけで起きているものではありませんでした。先ほど私は，彼女が治療のごく初期から私が言うことには何であれ軽蔑を向けていたことを述べましたが，にも関わらず，彼女はいつも約束にきちんとやってきて，私の所に来る時の長く複雑な道のりに愚痴をこぼすこともありませんでしたし，彼女なりのブラックユーモア流に解釈を理解し消化していました。典型的な私たちのやりとりは次のようでした。

　　Ｐ（患者）：「それで，今日は何を話しましょう？　今日，**私は何も**話すことがありません。あなたしだいですね。」
　　ＮＣ（コルタート）：「それでもやはり，前回私たちが話したことをあなたが考えてきただろうと思います。」
　　Ｐ：（無関心に）「前回私たちが何を話したかなんて覚えてもないわ。私はあなたより，考えなくちゃいけないことがたくさんありますから。」
　　ＮＣ：「たとえばなんでしょう？」
　　Ｐ：「そうね。私の不幸な姉が電話してきたわね。でも，どうしてかは知らないわ。私が彼女に何も言ってやれないことを，彼女は知ってるはずだし……。」
　　ＮＣ：「どちらにもですか（Either）？」
　　Ｐ：「何ですって？　**どちらにも**ってどういう意味ですか？　単語1つだけで分かるわけないじゃないですか？」
　　ＮＣ：「あなたは私に話すことが何もないと言いましたし，あなたの

姉にも言いましたよね，どちらにも。」

P：「いいえ……いえ，そうですね。それに，あなたがあなた自身のことをまた持ち込むにちがいないとは思ってました。それはまるで，私の姉と同じです。私が彼女を嫌いだし，話したくないと思っているし，二度と会うことがなければ私は幸せに死ねるのにということを，彼女は分かってないように見えるんです。（間）前回私が母について言ったことをあなたが思い出させようとしているんじゃないかと，今思いました。」

ＮＣ：「それはどういうことですか？」（母親は10年前に亡くなっている。）

P：「母が死んだ時に，二度と彼女に会わなくて良いのだと，とても幸せに感じたことです。昔そう感じていたことを思い出しました。どうしてあなたに話したんだろう？ あなたが前回私が話したことを覚えてくれていたおかげですね。（間）あなたは信じられないと言うだろうと思っていたんです。私はどうやったらあなたに**信じてもらえるか**分からない。けど，言ってみるしかないんです。私が本当に母を憎んでいたことを分かってくれますか？ ほんとにそうなんです。彼女が死んで，ほんとほっとしたんです。**彼女は**あなたみたく何でも私に反対するんです。うーん，彼女は一番よいやり方を知ってたんだ。私が嘘をついてるって言うことで。」

ＮＣ：「ええ，あなたはそうしたんでしょう。あなた自身でそう言っていました。」

P：（少し狼狽して）「分かってます。でも，それは**別の話です**。職場でなんにでも鼻を突っ込みたがるおせっかいで世話焼きな人たちのことです。そういう人たちに私のことを知られたくないんです。**母に**嘘をついたわけでもありません。母は，私が彼女を嫌っていて，そばにいてほしくなかったのを知ってたに決まってる。」

ＮＣ：「そうですね。でも，もう一方であなたは他の気持ちも持っていました。ここでそうだったように，です。」

P：「そんなこと**ありません**。まったくあなたは自惚れてますね……。」

この対話は，この患者との面接記録全体の初期の部分から実際に書き写したものです。彼女の矛盾したあり方と，私たちが治療的な対話を共に楽しんでいることの両方が描けていれば良いと思います。私は，この患者が意識的に皮肉めいていたり，からかい半分だと言うつもりはありません。彼女は本気で，訴えかけるように情緒的に話していましたし，面接中長いこと私をにらみつけていました。しかし，彼女には愚直な部分と心理的に洗練された部分とが混ざりあっていたのです。またしてもパラドキシカルなのですが，その点が彼女が自己の別の側面を許せないことを明らかにしていったのです。

　そのためには，転移の過程に緊密に添い，それをユーモア半分にしてしまわずに，彼女の否認や彼女が受け入れられない隠れた感情とふざけ半分に共謀してしまわないようにすることが不可欠でした。思うに，ここでの中心的なパラドックスは，この女性が，私たちがよく出会う症例のように自分の憤りや憎悪といったネガティブな感情ではなく，彼女の愛情や優しさについての真の能力といったポジティブな感情を分裂排除し，否認した結果として病んで抑うつになったことでした。この女性の愛情のうちにしまい込まれた膨大な生産的エネルギーがことごとく制止を受け，タブーとなり，何か恥ずべきもののようになっているところをみると，彼女の母親も，弱く酔いどれだった父親もおそらく，ある無意識的な部分では怪物のようだったのでしょう。彼女の唯一の感情のはけ口は夫と，同様の意味で動物たちでした。夫と彼女は小さな農地を持っており，そこではニワトリやアヒル，ガチョウ，数匹のヤギ，羊，豚，それに一頭の乳牛を飼っていました。彼女は犬や猫を飼おうとはしませんでした。それは「哀れなものに私は束縛されたくないから」でした。彼女は仕事に行く以外には何もしていなかったのですから，この考えはばかげたものでした。私は，犬や猫が死んだ時に彼女が苦悩しそうなため愛着を持ちたくはないということなのだろうと取りました。

　死は彼女の最大の関心事でした。彼女のユーモアは恐ろしいもので，時には暴虐的でした。彼女は両親双方の死と，その時の病気にこだわっていました。彼女は，「トムに何かあったら，私は自殺するわ」と一度ならず口に出していました。しかし，彼女は1回も自殺すると脅したことはあり

ませんでした。彼女は「大ヒステリー（grande hysterique）[訳注5]」で，そうしたタイプの人には時にみられるように芝居がかる才能の持ち主でしたが，みせかけだけの危機を演じたことはありませんでした。ですが，私はこの時点では，まだこのことに気づけていませんでした。

　ある日，彼女は険しく高飛車な表情で面接にやってきました。彼女は私の向かい側に座ると（私が初期にカウチを提案した際，彼女はそのことを冷ややかにあざけっていました）ハンドバッグから長く，鋭そうな鋼鉄のナイフを取り出しました。それまで彼女は，一度も面接を不遜な挑発的言葉で始めたことはなかったのですが，その時は手の中でゆっくりとナイフを転がしながら，私を通り越して背後の窓の外を高慢な様子で眺めていました。私は彼女を見つめ，素速く色々な可能性を吟味しました。私は，彼女が本気で私を刺すつもりとはちっとも思わなかったのですが，彼女が衝動的な人物であることは治療の中ですでに確かめられていたことでした。それまでに，いくつかのささやかな行動化の芽はありました。ある時彼女は，たくさんの家族写真を私に見せた後，破って周りの床にぶちまけたのです。私はその時，家族の思い出のいくつかを，彼女のくずかごである私に捨てようとしているようだと彼女に言いました。私は彼女に帰る前に散らかしたものを拾うようていねいに伝え，彼女はそうしました。別の時には，彼女はアンビバレンスを感じていた本を列車の窓から投げ捨てたことがありました。ですから，私はまあ小さな生傷くらいはありそうだと考えていました。

　私は，どうするのが良いだろうと迷いました。彼女に，彼女が強い立場にいることを私が正しく認識していることを伝えるべきか，それともナイフ自体が攻撃性や性的な象徴であることを解釈すべきか，気づいていない風を装って，いくつかの議論の文脈を取り上げるか，はたまた沈黙を守るべきか。もっとあったのでしょうが，可能性は4つしか浮かびませんでした。これは決定プロセスといったものの一例であり，私たち治療者は常に，話すべきかどうか，もしそうなら何を言うべきか，また，それはどうしてかを吟味しながらこれを仕事の中で行っているのです。

　訳注5）　シャルコーCharcotの記載した古典的ヒステリーで，意識変容，転換症状などといったヒステリー大発作を伴うもの。

最初に話さなければいけないのが私であるのは明白だったので，ついに私は言いました。「今日，あなたは私を脅かそうとしていますよね。」即座に彼女は「ええ，確かにそのつもりですけど」と答えました。彼女は明らかにこの会話が始まるのを待っていたのでした。私たちはしばらくこのやり方がどれだけ十分うまくいくものか話し合い，その中で，彼女が母親といる時にしょっちゅう苦しめられた，もの言えぬ恐ろしい無力感にも話がおよびました。少し長い沈黙の後，私がついに「もしあなたがそのナイフを面接の終りまで預けてくれたら，もっと気楽でいられそうなんだけれど」と言うと，彼女は「何ですって，この力をあなたに手渡せですって？」と答えました。「そう，そう言ったの。私がそういった力を使わないことをあなたがどれくらい信じるかによるけれど。」彼女は黙って考え込みました。それから，私も少し驚いたのですが，彼女はナイフを私に渡しました，刃をこちらに向けてですが。私はとても慎重にその刃をつまんでナイフを受け取り，面接を続けました。

　何週間か後，彼女は何かの理由でひどく怒り出しました。私にはそれは例のセッションを彼女が楽しんだことや，その後の週末，彼女の気分が良かったこととつながりがあるように思えました。それで，私はそう伝えました。彼女は激怒し，次のような会話が続きました。

P：「まったく，あなたは自分がすごく素晴らしいと思ってるんですね。私が素敵な週末を過ごせたのは，トムと私が私たちの好きなことをしたからで，あなたとはまったく関係ないわ。あなたは私をこれっぽっちも変えてなんかいないわ。あなたが思っているようにはね。トムと私は自分たちで楽しむことができるわ。これまでだってずっとそうだった。」

NC：（少し間をあけてから）「私はときどきあなたがなぜここに来てるのだろうと思うの。」

P：（怒りで我を忘れる勢いで）「**落ち込む**からに決まってるでしょ。知ってるじゃない。もう何年もそうなのよ。いつも泣いたり取り乱したりして，不機嫌な顔をして出歩いたりできっこないからでしょう……あなたは私がそのままであればいいと思ってるんでしょう。

そうはいかないわ。あなたを喜ばすようにはね。母は私を泣かしたけど，彼女が死んだ後は，誰にも泣かされることはなかったって断言できるわ。そうよ，私があなたを泣かしてやるわ。わ，わ，わた，私，あなたを**ひどい目にあわせてやる**。」

NC：「なんで？　復讐のため？」

P：「そうよ。いえ，ちがうわ。どうでもいいじゃない。いえ，あなたを泣かすためよ。私，私，このくだらないガラクタを全部その棚から落としてやる。見てらっしゃい！」

NC：（おそらく思慮足らずのまま言ってしまって）「うーん，それはいやなことだわね。でも，そんなことしても，私もあなたも泣かせることはできないと思うわ。」

P：（明らかに自分の思いつきに興奮して）「できるわ。本当に**そうしてやる**。他の人はこんなことしないでしょう。あなたはみんなのすることを思い通りにできるといつも思ってるんでしょ。私たち患者がここに来てる時は**いい子にして，あなたを喜ばすって**。」

NC：（的外れな応答を続けて）「あなたはここに来る他の人たちとの入り交ざった関わりを心の中で感じているんでしょう。」

P：（まったく確信的に）「話をそらさないで。あなた，私の気をそらせると思ってるんでしょ。分かってんのよ……。」

　突然，彼女の衝動が会話を凌駕しました。がばっと立ち上がると彼女は右手を大きく振り，飾り棚の上にあったものを一つ残らず私の方になぎ払ったのです。（話の細部を楽しむタイプの人のために言うと，そこには銀の小箱が2つ，金糸細工の編みかご，フリージアと水の入った円錐形の銀の花瓶2つ，フェルメールの絵はがき11枚，ガラスの小皿にのった紙クリップがいくつか，それと旅行用の時計が1つありました。——第3章「うわべはささいなこと」を参照されたし！　また，小さいけれど精巧に彫られ，4つのピースで組まれた象牙の日本人形の根付けがありました。）

　私は座ったまま，散らばったものに囲まれていました。旅行時計は私の膝の上に来ており，私が密かに眺めて楽しんでいた日本人形の頭部は患者の方に転がっていっていました。その一瞬のできごとによる興奮と腕を突

き出した勢いにのって，彼女は私の膝から20センチのところで私を見下ろし，勝ち誇ったように吐き捨てました。「ほら！　やな気分でしょう？　顔が赤くなってるわ。」私はすぐ赤くなるたちなので，彼女の言う通りでした。私は，腹が立つほど穏やかな口調で，「ええ，もちろんいやな気分です。そうなると言ってたでしょう」と答えました。

　彼女は踵をかえして自分のイスに戻ろうとしました。その時に彼女は日本人形の頭の部分を見たのでした。彼女はすぐに愕然となりました。私は彼女がとても気の毒になりました。その人形で彼女のつかの間の勝ち誇った勢いは崩れてしまったのです。彼女とトムは小さなアンティークが心から好きで，集めていました。皮肉なことに，彼女が楽しんだと言う週末は，彼らが宝物を買い足すために費やされたのでした。「ああ」彼女は心底悲しそうに嘆きました。「ああ，あなたの人形を壊してしまった。ほんとうにごめんなさい。そんなつもりではなかったの。ああ，ひどいわ。」彼女はそっとその頭の部分を拾いあげました。私は彼女をかわいそうに思いました。私は「大丈夫よ」と伝えました。「その子は4つに分解できるのよ。いろいろ拾うのを手伝ってちょうだい。そしたら，見せてあげられるから。」彼女はすすんで様々な物を拾いあげました。それから，私は彼女にその小さな人形を一つにするのを見せました。私は雑巾を持ってきて水を拭き，花瓶に水を入れなおしました。そして，また面接を続けました。

　彼女は，ものすごく私との距離をとっていましたが，治療にすでに足を踏み入れていました。しかし，後日「飾り棚の日」と呼ばれることになったこの日が，彼女の転換点になったのでした。それからは，彼女はある種の配慮（attention）や洞察から有益なものを自分が得ているという事実を，私に強引に隠そうとはしなくなりました。また，様々な面で彼女に著しい改善がみられたのです。彼女が挑発的，軽蔑的でなくなったわけではありませんでしたが，彼女は前より幸せであることや，彼女が何か言う時，心の中では意図としては反対の意味を言いたいことがしょっちゅうであることに彼女が気づいたと私に気づかせ，私が気づいたことに彼女も気づいているとユーモラスに示すようになりました。こなすべきことはたくさんあったので，治療は実り豊かに3年間続きました。

　しばらくして，それまで頑丈で健康だったトムの手首にあやしいほくろ

が出現しました。病理検査の結果，その診断は極めて悪性度の高い悪性黒色腫だと判明しました。広汎切除術を受けてから4カ月後，彼の容態はとても急速に悪くなっていきました。彼は入院しました。多発転移がおきていたのです。緩和医療以外にできる治療がありませんでした。トムも患者も，彼が家ですごすことを決め，彼の主治医もそれを了承しました。辛い5週間の後，彼は家で亡くなりました。その間，私の患者は，優秀な地域の保健師ら（local district nurses）の助けを借りながら最後まで彼を優しく献身的に看病しました。不運なことに，私の夏期休暇がほぼこの期間に重なってしまいました。しかし，私は海外には出かけませんでした。その頃までには，この患者をこんな時期に放り出しておくことなんて，私にはできなくなっていたのです。それで，自分の住所と電話番号を伝えておきました。彼女はほとんど毎晩のように，ほんの数分でしたが私に電話をかけてきました。また，トムの死ぬ前も後も，彼女は毎日私に手紙を送ってきました。私もほとんど毎日数行ずつの返事を彼女に送るようにしました。

　私が仕事に戻ると，彼女はまた前のように面接に通いだしました。彼女はその時，心の底から喪の悲哀にくれていましたが，ほぼ4カ月の間，彼女は軽躁状態（hypomania）でもありました。このことは彼女に特徴的で，彼女の心的状態を奇妙に複雑なものとしていました。彼女は心から別離を悲しみ，孤独で，心底喪に服していました。ですが同時に，彼女はこれまでないほどにとても面白く，いつもより鋭く，皮肉めいていました。それに彼女の演技能力の高さは，悲劇の犠牲者や彼女の住む田舎町での地元の未亡人としての役柄を盛りたてていました。どこか奇妙な皮肉が込められているのですが，彼女の状況に本当に何と言ってあげてよいか分からずにいる人たちのことを彼女はものまねして，私たちが泣きだすまで笑わせました（彼女が私を泣かせたいと思っていたことが思い出されるでしょう。私たちはこの方がずっとうまくそうできると実際気づきました）。

　私にとってもまた，これほど色々な気持ちを一どきに感じたのはとても奇妙な経験でした。私は軽躁状態が何を意味しているかはっきり理解しました。そういう状態だとはいえ，それが彼女を保たせていたのでした。その作用を解釈するのが私の本職であり，それが彼女が私に求めているもの

でもあるので，私はそうしました。ですが，私はその微妙な心の理 (psycho-logical) の機制が，喪の作業の第 1 段階をやり通すのに役立つポジティブな意義を早く剥ぎ取りすぎたくはありませんでした。彼女の軽躁状態がうわべのもので長くは続かないことは分かっていましたが，私はその助けがなくなるのを恐ろしく思うことがありました。このことを私は患者に言わなかったのですが，おそらく言うべきだったのだと思います。喪失の悲しみは次第に後退し，軽躁状態がますます強くなってきました。

　おおよそ 3 カ月たって，彼女はある計画を立て始めました。彼女は人文科学を勉強するためオープンユニバーシティ (Open University)^{訳注6)} に参加申し込みをしました。これが実現していたら，彼女が生き残るプロセスの強力な味方になっただろうと私は思わずにはいられません。そればかりか，彼女は次のイースター休暇に南アフリカに行って，彼女が長年真剣に収集していた小さなペーパーナイフ（ナイフ！）の柄の装飾に使われていた宝石が産出されるいくつかの採掘場を探検することも考えていました。私はこれらすべてをとても訝しく思っていました。私は彼女がかつて，「もしトムに何かあったら，私は自殺するわ」という言葉を強調していたことを忘れられませんでした。私たちはこのことを繰り返し話し合い，それなりに深く検討しましたが，彼女は軽躁状態という魔法のマントで防衛し続けました。それでもやはり，私はできる限り，どんなに複雑な視点からになっても，そのことに触れ直すようにしました。

　クリスマス休暇の前，彼女は私に硫酸モルヒネ錠をいくつか持っていることを打ち明けました。それは痛みが強い，悲惨な終末期にトムへの投与が許されていたもので，その後「当局」が回収しておくべきものでしたが，彼女が持ったままだったのでした。私は彼女のGPに話すくらいしか思いつかなかったので，このことを彼に手短に伝えました。しかし私は，彼女の転移についてや，私にこのことを伝えることで彼女が本当には何を意図しているのかについては話しませんでした。私は他に何ができるかわかりませんでした。私は彼女に病院への入院を手配することはできませんでした。彼女は「そうできるほど病気」でも「そうできるほど狂気」でもなかっ

訳注6）　1977年に創設された通信制の大学で，誰でも履修することができる。

たからです。彼女が新しい洋服を買い，大掛かりな旅行を計画することは，その時点では，私が彼女について知っている文脈での「狂気の沙汰」だというだけのことでした。

彼女はクリスマス休暇中も連絡を取り続けてきました。私たちの偽りの援助者であった，広汎な軽躁状態が彼女を見限ったのは1月が終る前のことでした。そして，私が最も恐れていたことが，まるで復讐の女神たちのように降臨したのです。神話の地獄の苦しみがどんなものかは知りませんが，彼女の命がどうなったかをよく言い表している言葉に思えました。彼女はそれまでの5カ月を疑惑の念で振り返りました。彼女はその頃には面接を週3回にしていましたが，毎回苦悩に満ち，重々しく沈黙したまま座っていました。週の3回目は金曜日で，私は金曜の午後に毎回，土曜に彼女が受け取れるように絵はがきを送りました。治療の初期に何カ月もの間，私に敵意を向けていたことは忘れ去られ，今や彼女はあけっぴろげに，私たち二人が望んだ，この長い苦しみが終りを告げる陽がもっと射した丘まで進み抜いていけるのは私との繋がりによってだけなのだと述べました。ですから，私たちは次の月も面接を続けました。

そして3月の初め，私の古い友人である彼女のGPがある日彼女が死んだと電話をしてきたのでした。彼女は牧師補（curate）に発見されました。（彼女は躁状態の時に宗教に引きつけられていました。）月曜の朝，彼は彼女の家に出向いた時に返事がないことをいぶかり，粘ってみた後で警察を呼んでドアを開けてもらうよう取り計らってもらったのでした。彼女は電話線（私への，生きることと希望への繋がりに思えます）を切っていて，ドアノブを全部重しになるものに括りつけていました。彼女は死ぬためにベッドにきちんと横たわり，そこで私宛に長い手紙を書き残しました。筆跡は終りに近づくにつれ乱れていました。「私は……あなたの……手を……握りたい……」ドアマットの上には，私が金曜に出していた絵はがきが，その月曜に到着して，置いてありました。彼女の長い手紙には，私からの手紙が届くだろうと分かってはいるけれど，土曜にそれが届かなかっただけで（だけで？）彼女が淵を越えるのには十分だったと書いてありました。彼女のその手紙が私に届いたのは，検死が終わってからでした。思いやりのある検死官と彼女の親切な弁護士が，辛いものになったであろう私の課

題を軽減してくれたのでした。

　この時，この患者がパーソナリティに抱え込んでいたパラドックスは私の中に独特な形で跡を残しました。こうしたことがみなさんの身に降りかからないことを願いますが，しかし，多くの治療者が一度は経験する——この特別な状況でのパラドックスにはそれ自体の論理があるのです。私はこの女性に深刻な自殺のリスクがあることは承知していました。それ以前の，それに先立つ予期しない状況下での短期間，長い間それがおきにくくあるよう，彼女の防衛を支えるように，同様に彼女の洞察を広げ，彼女の自我そして希望を強められるように私は努力しました。彼女が最終的に自殺を遂げた時，私は驚かなかった一方で，心の底からショックを受けたのです。この出来事はまるで晴天の霹靂のようでした。それはとても奇妙なことでした。私は改めて，意識と無意識との，また，扱われていることと隠されていることの分裂（split）に気づかされたのでした。それは私たちの仕事への心構えとして，ともにあり続けなければならないものなのです。今一度，私たちは記憶なく欲望なく作業していけるのが理想だというビオンの言葉を繰り返しましょう。この言葉は，私たちは何が起ころうとも心の準備をしておかなければいけないし，なおかつ，この尋常でないプロセスに自分たち自身が巻き込まれておく価値があるという信念（faith）をもっていないといけない，と言うのと同じだと私には思えます。

第5章 The Pleasures of Assessment
アセスメントの喜び

精神療法をすすめない時に

　精神療法の分野で働く同僚たちの多くもそうだと思いますが，生き残ることに取り組むうえで，仕事そのものの楽しさがずっと続いていくことが，主な支えの一つとなります。好奇心は，精神療法家の特質として必要不可欠なものでしょうが，コンサルテーションを日常的に行うことは，この特質を特別な意味で満足させ，活性化します。この章のタイトルをより完全に言い表すなら，診断とアセスメントと治療法の決定について，特に精神分析や精神療法に紹介することに対する配慮（attention）（時に，審査している相手が言葉のやりとりのみで行うあらゆる治療法の適応**外**だという決定に辿り着いた**としても**）となるでしょう。精神療法が適応にならない人に対しては，何か別のものが必要なことがあります。そうした時には，その人に他の何がよいのかを決めるだけでなく，「お話療法」に紹介するのと同時に，それを準備してあげるか，少なくとも患者が自分なりにやっていけるようにすることがアセスメントを行う人の仕事になるわけです。

　私が通常業務の一環として平均して週3,4回，アセスメントをしてきたこの20年間で[訳注1]，「適応外」のカテゴリーに入った人は5％ほどでした。その人たちとの間で私が辿り着いた結論には，行動療法家に紹介するというものから，GPと「薬物療法のみ」行うことを相談するといったものや，治療というもの全般の可能性を捨て，そこからは援助なしに自分でがんばっていくことを当人とその場でワークスルーするといったものまで，さまざまありました。

　　訳注1）　コルタートは，引退するまでの約30年間，英国精神分析協会のロンドンクリニッ
　　　クでアセスメントを行うコンサルタント医だった。

驚くほどの確率で，多くの患者がこの最後のパターンを一番望みました。それは，少なくとも意識的には，もしくはあからさまに言えば，面接をしている間に湧いてきたわけではないようでした。それは，実は患者が心の奥で密かに希望していた結論だったのかもしれません。適応でないことを伝えた瞬間は，患者の側には，本当であれ演じられたものであれ，がっかりしたことでの動揺や「失敗」感が湧くようです。それはアセスメントをする側が（投影されたものとして）感じる気持ちでもあります。おぼろげだけれど確固としたものとして，理想的には遅かれ早かれみなが治療を受けるべきだと精神療法家は考えているという空想が患者にはあるようです。もちろん，この空想は，ある種のメディアや本，そして残念なことに私たちの同僚の一部の意見がもとになっているのです。

　治療法を何も示さない時には，患者自身のためにも，彼らがそのことへの正当さを確信できるようにすることが，アセスメントの最も重要な仕事となります。患者の中に往々にして潜む「解放されたい」という願望を励ましたり，彼らが自分で自分の責任を完全にとるという決断やそうする能力を強めるためにはかなりの技術が必要です。高いお金を払って人に依頼する治療というプロセスに参加することが，この人物にとって利益がないだろうとか，人生上の進展を加速するよりも足を引っぱることになるのではないかと判断するためには，アセスメントをする人が真に確信していることが極めて重要となります。たしかに難しい挑戦でしょうが，彼らが自ら立ち上がることができるし，そうすべきでもあると私たちが確信できていないとなりませんし，私たちのもとを去った後にも彼らにとってこのことが創造的で，ポジティブな援助となるよう伝えられないといけません。そもそも，わざわざ私を探し求めてくる患者には極めて珍しいことですが，もし万が一，患者が心理的資質（第6章を参照）を欠いていたために，アセスメント過程全体が双方にとってまったく困惑するものになった末にこの結論に至ったのだとしたら，私たちは患者の独立独歩への自信を強めるのと同時に，そのことを伝える必要もあるのです。心理的資質を持っているかどうかは，良し悪しを決めるものではありません。私たちが治療を思いとどまらせようとしている患者に，私たちの方がより優れた，感受性の高い生き物であり，彼らが「ダメ」なのだという印象を与えないことが大

切です。

　治療を行わないという結果になった症例では，特殊なちょっとした作業がその面接の最中に必要でしょう。時として，患者が前の晩にみた夢についての作業がこれにあたります。こうした夢はしばしば自発的に面接の中に持ち込まれますし，そうならない時でもそういう夢があったか尋ねることは有用です。一例として，私に治療が必要だと思われるだろうと確信していたけれど，実際には治療が必要でなかったある男性をあげましょう。彼は，ヨーロッパのどこかの風格のある家の1階に入ったところ，そこでバザーfete（彼の運命fate？）が開かれていたという夢を見ていました。どちらかといえば大柄で威圧的な女たちが売店で彼にたくさんのものを買わせようとしていました。彼女らはとても説得力があり，しつこかったのでした。混乱し，いくらか警戒しながらも，彼はあくまで一貫してその誘いを断り，山を登る道を一人で歩いていき，バザーの光景がふもと遥か後方になるまで離れてようやく安心したのでした。この明確な夢についての簡単な作業によって，どんな治療も始めたくないという彼自身の願望の強さと正当性を彼は確かめられたのでした。

　人は，たとえ実際に分析的な治療中であっても，時には驚くほど夢からかけ離れているものです。彼らが生み出したこの物語が，あたかも全く彼らのものではないかのようです。私がかなりよく用いる特別なコメントがあります。その単純さと平易さを考えるとこのコメントは非常に影響力があるのです。重要な夢を物語った患者が，私たちがそれを検討し解釈した後で，次のように言うかもしれません。「でも，**夢の中で**その男は単にその売店で彼が勧められたことを述べていただけですよ。それが一体，**私たちが話していること**とどうつながるって言うんですか？」その時点で，私はこう言うのです。「でも，それは**あなた自身の夢**なんです。」それだけです。夢の本当の意味として重要なのは，それで全てのような気がします。

　私たちがそういう人たちと仕事の中で出会うことはあまり多くないでしょうが，無意識の多様な影響力はもちろん，その存在そのものについてさえ，どんな言い方をしても全然理解できない人というのもいるものです。かつて若く情熱的な研修生だった頃に比べて，私は今ではそういった人たちが自分たちの人生をとてもうまく歩んでいけることをそれほど奇妙だとは思

いません。私たちは，無意識が存在するだけでなく莫大な影響力があるという分析的精神療法の分野における「既定の事実（given）」にあまりに慣れているため，自分たちのそうした熱意ゆえに，私たちが普段から親しんでいる，内省的で神経症的な心（souls）をもつ人たち（そこにはもちろん私たち自身も入るのですが）と比べて，そういった人たちがひどく貧弱で野暮で鈍い人間だと考えやすいものです。

普通の紹介者たち

「普通」と言われるであろうたくさんの人たちが，ほとんどの時間を満ち足りて適度に幸せに人生を送っています。私たちが患者と到達しようとしているのは何かそれと違うものなのでしょうか？　私の親友の幾人かは普通の人です。一人は快活で落ち着いた，とても人気のあるGPです。いら立ちやすかったり，扱いに困ったり，何も医学的な問題が見つからない患者を彼女が説明してくる時，私はわざと大げさに高度な精神分析用語を用います。「でも，彼は妻に羨望を抱いていて，これこれの仕方で彼女に攻撃を向けていて，自分の怒りや不安を彼女の中に投影しているわね。」このGPは戸惑ってしばらく私を眺めてから「そうね，もちろんそうでしょう」と言います。「でも，もっと言うとね，**彼は**それを理解できないし，毎週私の外科外来に来ては診断書が必要だっていうのよ……。」私は，自分のナルシシズムと自分が新たに知った情報を特別なものと理想化している可能性をまたもや吟味しなくてはいけないことに気づき，ため息をつくのです。

私のコンサルテーション業務への紹介元は多種多様です。重要な一群として，自分で決断してきた人たちがいます。おおよそ自分での受診が最も多くのパーセントを占めていますが，同じくらい多いのは，元患者やコンサルテーション受診者から私の名前を聞いて，というものです。私は興味本位で，いつも紹介元を洗い出そうとしてきましたが，最近では紹介の連鎖の元が私の知らない人であることがほとんどなくなりました。

とてもよくあるけれども，とても奇妙で注目に値するある現象が思い浮かびます。コンサルテーションの際，患者は本当によく「そういえば，私

は数年前に治療を受けたことがあります」と言うのです。私がどれくらいの期間か尋ねると，3〜4年にわたっていたりほんの数週間・数回だったりします。それから，私は「誰に受けたんですか？」（もっと慇懃な気持ちの時は「どなたにお受けになりました？」）と尋ねるのです。私がそれを聞くのは，興味を引かれての単なる好奇心からではなく，通常その答えからその患者がどんな治療を受けてきたのか，たとえば，理論的背景，転移操作があったかどうか，身体的要因の可能性，政治的宗教的な偏りがあったかどうかなどというようなことが分かるためなのです。ですが，驚くべき頻度でその答えは「あー，えーと，名前が浮かばない。すぐに思い出しますから……」となります。でも，彼らは思い出せないのです。これは面白いくらいよくあることで，相談者の80から90パーセントに見られますから，何か意味があることに違いありません。それは深刻なアンビバレンスを示していますが，治療に対してか治療者に対してか，それとも患者自身の治療への願望そのものに対してなのか，それは私には分かりません。

　私がどこかで講演したのを聴いて自分でやってくる人もいます。その際に役立つ特徴は，彼らがすでに私の情報をいくらか持っていることです。それはコンサルテーションの開始段階をスムーズにし，その情報をもとに彼らが描いた色々な空想について，価値ある，そしてしばしば驚くほどの作業を可能にしてくれます。もちろん，私がどんな人だろうという空想は全く初対面の場合でも生じますし，私は面接で必ずそれについて幾らか吟味をするようにしています。それが自主的に行われることは稀ですが，ほとんどいつもいくらか有用な心理上の情報を掘りおこせるのです。山ほどの例が思い出されます。「私はあなたがすごく小さくて，暗くて，白人然としていると思ってました。」「まあ，あなたがそんな風に高齢な/若い/暖かい/冷たい人だとは思ってませんでした。」「ええ，私はあなたに外国人訛りがあるもんだと思ってました。」「あら，そうだとは知りませんでした……。」しかし，ちょっと押して見るとそこには転移性の空想が必ず見出せます。「ええ，私が思っていたよりあなたは，大きい/太ってる/やせてる/おしゃべり/物静かですね。」そして最もぶしつけな例は，幸いにして1回だけの経験ですが，「あなたは私の母そっくりだろうと思ってたけど，**まさにそうでした**」です。そうした情報に対し転移の始まりとして注

意深い解釈的な作業をすることには価値があります。

　こうした自分でやってくる患者や自分で決断した患者とはまた別に，同僚（分析家や精神療法家），精神科医，GP，精神科病院や慈善事業団体などのさまざまな機関から紹介されてくる患者もいます。困った紹介元としては，私たちの分野のことを少ししかしらない知人たちや，精神療法を嫌っているのに最後の砦を求めている医者たちから，というのもあります。おかしな紹介について言われていることは多々ありますが，診断面接全体がきつく，苦しく，イライラするもので，私たちが提供するような治療の必要性がほとんどなく，私がそれをすすめないとおおっぴらに安心するような，心理的資質を持たない患者が紹介されてくることはままあることだと言えば，おそらく十分でしょう。もちろん，複雑な心理的問題を抱えつつ，その時そこで自分の物語を解きほぐし始める助けとなるような十分な手がかりを持った人との方が，純粋な臨床的興味はより大きいものです。

アセスメントの新鮮さ

　ときどき，私は濃密な2時間の後，記録を付ける前にイスにもたれ，私にとってコンサルテーション臨床をすることがいかに素晴らしい運命の一撃であるかについて考えます。このようにして提供されるものは一貫して興味深く，常に変化して，決して繰り返しがない外界に開かれた一連の窓なのですが，それこそが，他のあらゆる面でも満足がいくとはいえ，私たちの人生を間違いなくしばりつける仕事というものの中での特別な贈り物なのです。私たちの日々の臨床を構成する患者たちの人生に私たちがいかに深く関与しようとも，そういった患者の人数は限られていますし，彼らは彼らの物語をまさに生き続けることしかできないのですが，私たちはすぐにそれに親密になり熟知することになるでしょう。その上，彼らの多くは私たち自身と同じか密接に関連した分野で働いているのです。たくさんのアセスメントの仕事をする中で私たちのもとを1回限りで通りすぎていく，多様で驚くべき見知らぬ人たちは，私たちフルタイムで治療をしている治療者の日常に，普段とは異なる色とりどりの地平を見せてくれるのです。

全く見知らぬ人物の向かい側で自分のイスに腰を下ろし，面接の終りには自分が全く新しい物語を特権的に独占できることに気づくことは，他では味わえない非常に楽しい予感をもたらしてくれます。新しい小説を読み始めるときのようにすばらしく，失望させられることはそれよりもずっと少ないのです。実際，失望することはありえないと言う方が当たっているでしょう。というのは，たとえその患者が退屈だったり，あいまいだったり，尊大だったり，極めて防衛的だったり，敵意に満ちていても，その2時間の間は他と比べようもないくらい興味深いものだからです。こうした人物を定期的な治療で引き受けるのとはまったく別の問題でしょうが，持続的に接するには困難だったり魅力に欠けるといった性質は，コンサルテーションの時間という限られた空間においては，独特の興味や魅力となるのです。

　私は1回のアセスメントにたっぷりと時間をとり，その1回の時間で求められた自分の役割を終えようと目指します。私は，人生の中で持続している何らかの問題を抱えている誰かに出会う作業がアセスメントである，と言いきれるように何年もかけてやり方を磨きあげました。彼ら，もしくは他の誰か（通常は後者でしょう）は，それらの問題を大まかに「精神療法」の領域に踏み込んだ問題と認識しており，それらを解決するために，あるいは解決に向かうために，援助を必要としているのです。

予約でのアンビバレンス

　紹介されてくる人たちには，過剰に熱心で，それゆえに生産的でない人から，他の全ての方法に失敗していたり拒否されて，苦し紛れに私を紹介した偏見に満ちた敵意を持つ人までさまざまです。彼らの示す態度には，その人物が持っている強力な「パターン」があります。そして，このパターンの中には，彼らの希望や恐怖や空想，ポジティブなものからネガティブなものまで全ての感情が含まれています。予約は，決まってから数週間待つことが多いので，患者がその間にあれこれ考えるのは確かです。その上で，もし患者が来るのを忘れたら，私は強いアンビバレンスの存在を推測します。彼らは援助を求めるよう励まされたのかもしれません，彼らを押

しつぶし，反発を抑え，彼らに無力感や驚愕を感じさせるほど受診させることに熱心な，善意ある友人や親戚や専門家によって。どういった可能性もあるでしょうが，忘れてしまうことが重大であるのは疑う余地もありません。交通渋滞や電車の遅れなどを考えても十分といえる1時間ほど待った後，私は彼らの家に電話をかけます。彼らが予約のため初めて電話か手紙をよこした時に電話番号を聞いておくのが大事です。誰も出ないか，「あら，まあ，彼は仕事に行ってます。8時頃戻ります」とか「彼らは昨日から休暇に出かけました」と言われることもあります。この場合は探偵よろしく推理するのは先送りになります。しかし，しばしば来ていない当の本人が電話に出るのには驚かされます。この時こそ，私が組み立ててきたパターンを実行に移す時なのです。会話は往々にして次のように進みます。

　　ＮＣ（コルタート）：「Ｘさんですか？」
　　Ｐ（患者）：「ええ，そうですが。」
　　ＮＣ：「医師のコルタートですが。」
　　Ｐ：「どうも，**こんにちは！** お元気ですか？」
　　ＮＣ：「ええ，どうも。**そちらはいかが？**」
　　Ｐ：「まあ，ぼちぼちです。ええ，どうもありがとうございます。」
　　ＮＣ：「あなたが今どちらにおいでかと思って電話したんです。」
　　Ｐ：「えーと，そうなんですか？ んー，うわ，なんてこと。今日は何日でしたっけ？ あー，まいった。18日じゃないか。あなたにお会いする日でした……」
　　ＮＣ：「ええ」（この返事は冷静さと同時に，やり過ぎない程度に興味をもっている感じで言います。）

ここからは，たくさんのバリエーションがあります。たとえば最も多いのは……

　　Ｐ：「うわぁ，まいった。本当にすみません。予約，すっかり来週／次の木曜／9月だと思ってました……。」

NC：「（一拍おいてから）ひょっとしたら，これはあなたが来たくない気持ちを表しているとは思いませんか？」

　この問いへの答え方からはたくさんのことを知ることができます。即座に的を射るものから不安による慌てた否認まで，さらに様々な方向に分岐していきます。それから私は，さらに数週間待ってもらわなければならず，それに今回キャンセルになった予約分の料金ももらわなければならないことを残念そうに付け加えながら，彼らが別の約束をとりたいかどうかを尋ねます。

　2番目の問いへの患者の反応からヤギの中から羊をより分けることができます^{訳注2)}。ある人たちはすぐ不快感や傷つきや怒りを感じ，直ちにこれらの感情を表現します。彼らの私を訪ねることへの否定的な気持ちが恐怖に根ざしているとはいえ，これはまったくアンビバレントな感情です。私の時間を無駄にしたのだからもちろんです，とすぐに了解して次の予約を希望しつつ，今回の分の小切手を郵送してくれる人たちもいます。人を喜ばすような謙虚さや受身性や過剰適応や不安についての見解はどうあれ，こうした人たちは社交的にはより気持ちがよく，（その2時間，私が他のことをほとんど何もできなかったという意味で，彼らが私の時間を無駄にしたことによる）私が感じた嫌な気持ちをこらえやすくしてくれるのは誰もが認めるところでしょう。彼らは，怒りを露わにする人たちより抑うつは強いかもしれませんが重症度は低いでしょうし，長い目で見れば，精神分析的精神療法を受けたりそれを利用することに，より向いているでしょう。（この意味で，第3章で示した，あるタイプの喫煙者との比較は興味深いものがあります。）こうすることは針小棒大にみえるかもしれませんが，後になって十分情報が集まると，臨床上この観点を保証するほどにこういう出来事が何度も起きているのが分かります。しかも，コンサルテーションそのものはまだ始まってもいないのです。

訳注2）聖書からの慣用句で，外面上では区別のつかない善人と悪人とを区別する，という意。

適応と適応外

　注意深い追跡調査によれば，精神分析的精神療法の治療作業を最も受け入れやすく，おそらくもっと重要なこととしてそれを必要としており，よい適応でもある人たち（第6章を参照）は，かつての患者たちに紹介されてきた人たちです。その場合の定着率はほぼ100%に近いのです。これと極めて対照的なのは，分析家や他の精神療法家，NHSコンサルタント^{訳注3）}からの紹介や自分で訪ねてきた場合です。一方，GPからの紹介は概ねよいものです。毎年少数ですが，私はGPからの紹介患者を，標準型精神分析へと導入します。特定のGPからの患者に会うことを私はある意味楽しみにしています。それは，そこからの患者が重症ではあっても心理的資質があり，治療を始める心づもりがあると分かっているからです。私は，委細を尽くした中身の濃い紹介状を書いてくれて，本当によい適応の患者を（多くの場合，その時が来るまで数年間彼らの面倒をみたうえで）正に適切な時期に紹介してくれるGP何人かと知り合いになっています。彼らは，自分たちが何らかの精神療法を受けたことがあったり，自分自身のアセスメントや紹介されて私のもとを訪ねたことがあったりするのです。また，「昔ながらの」良い医療を患者にしている医師もいて，彼らは患者の家族や生活史をよく知っており，患者とよく話し，よく聞き，彼らの検査データにあまり過敏にならず，その一方で「子どものことが心配で」といつもいきなりやってくるうつの母親のことはよく理解しています。

　それが本来どんなことか知らずに「何かの治療を受けること」に熱心だったり，そうすべきだと身を任せてやってくる人が毎年大勢います。コンサルテーションの中で，彼らはまったくの適応外だと判明するので，その人自身にとっても想定される治療者にとっても，治療を始める準備はばかげた虚しい行いということになります。私の言う「適応外」とは，抵抗がとても強いためにあらゆる面で意識的無意識的に治療をダメにすると思われることか，心理的資質の兆候が全くみられないこと，そのいずれかか両方

　訳注3）日本での保健センターの相談医のようなもので，医療機関などへの紹介をする仕事。

を意味しています。そうした人たちは，私が精神療法をすすめるつもりが**なく**，精神療法が彼らへの適切な治療では**ない**と思うことをしっかりと伝えると，決まって安心するのです。重症でしたが薬物療法と精神医学的サポートのみを利用すべきと思われた女性は，感謝して泣き出し，この数週の間抱えていた気持ちに比べればその決定を聞いてずっと気が楽になった，と述べました。

別のある男性は妄想型精神病の辺縁にいる人で，いやみで冷淡で怒りにみちた人格の発する独特の雰囲気に触れているだけで不快でした。彼は力動的な精神療法に紹介するという以前に，精神病質のようでした。彼は少しだけ遅れて到着し，誘惑的に微妙に長く私と握手し，私をファーストネームで呼びました。私はそれが嫌でした。彼は流暢にこれまでの人生の話をしましたが，私にはその真実味が疑わしく思えました。その間，彼の青白色の目は瞬きもせず挑戦的に私に向けられていました。（私は，どうして人の目を長時間みつめるのが望ましく，誠実な行いと思えるのか理解に苦しみました。それは私には不自然で不快なものだからです。）

判断がもう少し固まったところで，この47歳の男性に私は最終的に言いました。「私のことを『ニナ』と呼んでくださって結構ですよと言った覚えがないんですが。」彼は冷ややかに私を見て，迎合するように言いました。「それがお気に召しませんか？ わかりました。それでは何と**お呼び**しましょう？」私は冷静に「そうですね，私はこうした特殊な場では，『コルタート先生』と呼んでほしいんです」と告げました。彼はそこから先，微妙でしたが念入りに強調して，私をコルタート先生と3・4分ごとに呼び続けました。

こうした人に対して勝ち目はないものです。私は逆転移の中で地獄のような困難が生じるだろうと想像しました。この場合，この逆転移が実質的に転移感情の位置に据えられるのでしょう。私はたっぷりと困難を抱えていきました。私はこういう性格の人物に「解答」を与えるために，できるだけ中立的と思える判断に辿り着かねばなりませんでした。ですが，問題を同定できたかどうかさえ確信は持てませんでした。ところで，彼は同僚のアドバイスでここに来たけれど，彼個人はそうしたいと思っていなかったことを，前もって述べていました。それだけでなく，それは，彼が数年

間外国に行こうとする計画の妨げになったのです。このことが持ち出された流れから，彼が私たちの間に楽しい格闘が待っていると予想していたのだろうと私は思いました。その予想の中では，私は自分の大義のために戦い，このコンサルテーション（私自身）にチャンスを与えてもらうよう彼に懇願するにちがいなかったのでした。もしこの想像通りであれば，彼は失望していたに違いありません。

　おかしなことに，コンサルテーションはほとんど逆の状態になりました。締めくくりに，私は彼の旅行の願望をとても強く支持しました——もし本当に彼にそんな願望があればの話ですが——しかし，彼は彼が「分析」と呼ぶ何かを受けたいと言葉巧みに言い張り続けたのでした。私は，精神分析や精神療法がどんなもので，それらがどのように作用するか，また患者にどのような心理的特質がある時にそれを処方するのがより適切かについて，少し詳しく説明しました。その心理的特質に含まれるものとは，統合の能力や関わる意欲や真剣さであり，それらの素質が彼にはないと思ったことも伝えました。彼の話は，転々と仕事を変えてきたこと，女性を捨ててきたこと，両親や兄弟との不幸な関係といったもので一杯でした。彼はこれらの話の中で常に，自分に落ち度のない，環境による犠牲者として出てきました——彼はむしろこのことを目論んでいたのかもしれません。彼自身と彼の人生の出来事に対する責任についての洞察はまったくもって欠けていました。

　彼は私が述べたことに傷つき，腹を立てました。私は彼を理解しないたくさんの人のリストに加えられたようでした。私は考えを巡らしながら，これまで一体誰かが彼を理解したことがあったのだろうか？と言いました。彼はまるで私が慰めたか，問題を言いあてたかのように哀れな感じになり，私に同意しました。彼の外国に行って仕事をするという願望が純粋な気持ちであることが徐々にはっきりしてきたので，私は面接を終える頃には彼のその計画を励ますようになったのでした。私にいら立ちをなだめられて，彼はある程度の勝利感を感じて冷静に立ち去ったと思います。

医学的知識が役に立つ時

　患者のアセスメントは，診断的にも治療を処方する観点からも，私の医学訓練が時に役立つ領域です。特殊な分野を専門とする医師である「専門医（specialists）」に相談するという，英国に古くからある伝統的慣習も役立つものなのです。役立つと判明するものが大抵の場合そうであるように，コンサルテーション臨床で役立つできごともおおよそ予期せぬものでした。私が個人開業を始めた頃，国立健康保健サービス局（NHS）の精神科医から紹介のためのコンタクトがたくさんありました。その一部は私がしていることを怪しんでいる人たちからのもので，他は歓迎してくれている人たちからでした。彼らは，自分の変な患者たち（ほとんどが外来患者です）を送る場所を手に入れたのでした。その患者たちとは，1960年代初頭にちょうど大衆の意識にものぼり始めた精神療法をあからさまに希望している人だったり，最も器質論的な立場に立っている元同僚たちでも「ちょっとしたお話療法」が役に立つのでは？と思うようなタイプの病気の人だったりしました。　実際，当時の私は，こういった紹介元がなければ飢え死にしていたでしょう。実際のところは，間もなく私は精神療法の世界の友人や知人で患者を求めている人を探して回ることになりました。私は自分の教育分析を受け始めたばかりだったので，この分野の同僚はまだ少なかったのです。しかし，いったん認定を受けたら，私たちは患者を必要としますし，徐々に紹介先としての仲間の輪を広げるようになっていきました。

　ではここから，自分の医学の技能を使う必要を感じさせられた一方，それでもどうにも十分ではなかった奇妙な症例について述べようと思います。私のもとに20歳の青年がやってきて，自分の学業に興味がなくなり，まるで世界が彼から遠く離れたように感じると訴えました。彼はまぎれもなく引きこもり気味で，奇異な人でしたが，とても素直に話せていました。

　彼は，オックスブリッジ大学の牧師に懺悔をしに行った時に私を紹介されたのでした。その患者は大地主階級出身で，パブリックスクールでも十分平均以上の成績で将来を有望視されており，オックスブリッジの奨学資

格を得て入学していました。彼の学業成績は2学期ごろから段々下がっていて，口数も減り孤立してきていました。このことはこれまでの彼にはなかった変化だったのです。彼自身，自分の状態が悪くなったことにいら立っていました。また，両親それぞれが私に書いてきた手紙で，彼の超自我は大部分，両親の希望や露わな期待を意味しており，彼がその期待に応えられなくなりつつあることも明らかでした。

　父親は母親よりも彼や精神療法の世界に対してずっと共感的でした。母親からの手紙は，1ページに10から12語位しか入らないほど大きく仰々しい文字で書かれていました。彼女はぎりぎり丁寧を装っていましたが，息子自身のことや，私が何者であり，何をしているかについて全く理解できていないようでした。今や21歳のとても混乱して哀れなその青年について，彼女はこう述べていました。「彼はくたびれきってはいますが，睡眠と食事はしっかりできるようになってきました。……彼は，今では感謝の手紙をいくつか書くようになり，いつも通り，自分の家庭に対して**感謝の念**を忘れません。彼が家にいることは何より喜ばしいことなのです。（この時期は春学期の中ごろで，母親であれば，彼が大学の学業をしていないことを心配するのが適切だったでしょう。）それに，私たちはみな**とても幸せ**なのです……」ずっと，この調子でした。私は彼のGPとも話しました。そのGPはとても心配していました。彼はその青年のことをあまり知りませんでしたが，母親がとんでもない女性で，独善的で妄想的であり，「常に人嫌いで，終いには親戚全員を遠ざけてしまうか精神病院に行くことになりそうな」人物だと述べました。

　そうこうするうちに，手紙で牧師に「……希望がありません。まるで自分が死んでいくような感じです」と打ち明けていたその青年は，私のもとにその3週間で5回来ました。これは，コンサルテーションが拡大したことを意味していますが，私はそうするよう決心していました。彼は身体症状を訴えてはいませんでしたし，私が注意深く質問した時にも何も潜んではいなさそうでした。彼は素直に絶望しながら，素直な話しぶりで，「白血病で死ぬような」恐れと「段々と世界から隔絶されていく」感じを述べました。彼のGPは血液検査をしていましたが，何も異常は見つかりませんでした。非道なまぬけだと言う声が彼にうっすら聞こえていることを，

彼はチラッとほのめかしました。私の心の中には統合失調症の可能性は残っていましたが，何かそれが正しくないような落ち着かない，おぼろげな感じがありました。ウィルフレッド・ビオンのある言葉が，私のこの感覚を支えていました。「……精神病性人格と非－精神病性人格の相違，特に神経症的人格での退行の代わりとしての人格の精神病性部分での投影同一化の役割。」(Bion, 1967) 私がすっかり頭を悩ませていたその患者は，退行し抑うつ的ではありましたが，投影機制は，彼の行動には大きな影響を及ぼしていないようでした。

　4回目の面接の後，私は2つのことをしました。私は今でもそうしておいて良かったと胸をなでおろします。その背後にある理由はあいまいですが，おそらく医学のトレーニングを受けたこととなんらかの繋がりがあるものだと思います。私は彼の記録にこんな風にコメントをつけました。「何かがおかしい。何か身体的問題があるようだ。彼は世界に対して同様，身体との同調もできていない。化学物質性？　死につつあるという彼の恐怖は何を意味しているのか？」私は，彼をモーズレイ病院（the Moudsley）^{訳注4)}にいる私の友人で身体医学指向の強い精神科コンサルタント医に紹介しました。彼が5回目に来た時，私は患者とそのことを相談し，私たちが何か行き詰まっていることに同意しました。それは，彼も感じていたことでした。彼は2日後にモーズレイに行きました。そこで，考えられるあらゆる可能性を検査しましたが，何も身体疾患の兆候は見つかりませんでした。ですが，私の同僚は私が抱いたおかしな感覚には賛成し，1週おきに彼に会い，彼にラガクティル（Largactil）^{訳注5)}を処方してみると言ってくれました。その薬にも彼は反応を示しませんでした。6週間後，彼はとても急激に調子を崩し，脳腫瘍の身体徴候が出始めました。それは手術不可能なものと分かり，彼はその2カ月後に亡くなったのです。

　私がこの気の毒なほど特徴的な話をここに含めることにしたのは，ただ私が正直ホッとしたからというわけではなく，意識的なものであれ無意識的なものであれ，私たちが自分の仕事にもちこむ——この例では医学のト

訳注4)　モーズレイ病院はロンドンにある精神医学の研究施設も併設する公立の精神科病院で，様々な研究や臨床，研修が展開されている。
訳注5)　日本未発売のフェノチアジン系抗精神病薬。

レーニングに根ざしていたのですが——「直感」と呼ばれるツール全体を信じる価値について，それが教えてくれたからなのです。

直感とはなんでしょう？　つきつめてもまったく分からない性質がそれにはあると思います。ちょうどどの患者にもそうしたところがあるように，また同様に，なぜ，どのようにして精神療法が「治療的に作用」するのか分からない部分があるように。しかし，日々私たちが気づかぬうちに仕事の中で鍛えられていく経験の積み重ねといった豊かな堆肥が，そこに含まれているのは疑いようもありません。生身の注意，つまり，私が他のところで書いたように，澄んだ心や沈思黙考と繋がる特殊なタイプの詳細な吟味なしには，それを扱うことができません（Coltart 1990）。自分の直感を信じることを学ぶのはとても重要です。直感を試したり，想像にすぎないものと直感とを区別するよう（その過程そのものが半ば無意識でしょうが）常に注意を払っていなければ，それを身につけることはできません。それはごくゆっくりと私たちの道具一式の中の信頼できるツールになっていくのです。しかし，とても慎重にゆっくり進むよりも，直感を信じて，それが間違いであるリスクを負うことの方がましなものです。というのも，慎重にしすぎると，普通は急激に起こる直感が鈍るか，おそらくは直感が生じること自体が妨げられることになるためです。

先に論じた若い学生は，私がしてきた中で，おそらく最も悲惨なアセスメントとして心の中で際立っています。彼の例は，何も医学的なトレーニングを受けていることの価値を確固と示す例というわけではありません。とはいえ，それが，私が感じる印象全体に影響を与えているのは確かです。しかしながら，これまでの何年にもわたって，ほとんど完全にこの次元から診断がついた人たちがいることも確かです。

続く臨床素描には，診断というものが持つ硬直的な作用への警告が含まれています。診断によって心を閉じてしまったり，そうでなくとも視野を狭められることがあるものです。診断は，私たちに確信に満ちた気持ちや解決により近づいた感覚を与えます。それに，多くの治療法は診断に基づいて選択されるため，考えの保留や迷いなく，確信されることに評価の意義があります。

その女性は45歳でしたが，あらゆる面で抑うつ的に見えました。彼女は

緩慢で，感情が鈍化しており，思考過程は制止していました。その状態で彼女は共感できる涙を浮かべながら，自分が以前の自分ではないように感じて，どんなに頑張ってもそこから抜け出すことができないと述べました。彼女には，中年期危機（mid-life crisis）の抑うつ状態と考えるのに十分なこれまでの生活史がありました。

　私は彼女に精神療法を手配しました。それが有効だと思える心理的な反応の仕方や振り返り方について十分自覚があったにも関わらず，彼女がまったく乗り気でなかったため，それには大変な努力を要しました。そこで私は，彼女を紹介してきたGPに電話をしました。その話の最中，彼は，先ほど述べたようなある種の心の呪縛から開放され，突然「そういえば，私は彼女に甲状腺の検査をしてなかったよ。どうしてだろう……？　やっておいた方がよさそうだ」と言ったのです。誰かが開いてくれた門を通り抜けるのはたやすいことですから，私にも彼の考えの意図がすぐにわかりました。私は，彼に彼女の検査結果が届くまで，それ以上方針を決めることを止めておきました。その結果，重症の粘液水腫（myxoedema）[訳注6]がみつかりました（甲状腺機能異常）。直ちにそれに対する治療が組まれ，その治療に彼女は反応し，速やかに「かつての自分」を取り戻したのでした。

　さらにおかしなことは，この女性がこの過程である特殊な難しさを示したことですが，こうしたことも一度ならず経験していることです。それまで彼女は精神科への紹介を受け入れがたく感じていましたが，コンサルテーションの後，彼女は甲状腺機能を検査してくれた彼女の「本当のお医者さん」に戻りたがらなかったのです。それまでの間に，彼女は自分を精神療法に方向付けていっていたので，すっかり改宗したようになっていたのでした。私は彼女をがっかりさせることになりました。私自身も特にうれしかったわけではありません。自分で正確な身体的診断ができていたなら，私自身の自己評価も高まったでしょうが。同時に，私は苦労して特別な教訓を学びました。それはこの後も，少なくとも3回はよく似た状況で大い

訳注6）　粘液水腫は，甲状腺機能低下症で甲状腺ホルモンが減少した時，その影響で現れる症状の一つ。主にふくらはぎなどの筋肉を腫れさせ，痛みを伴うこともある。病的な甲状腺機能低下では，重症の抑うつ状態が伴うことがよくある。一方，抑うつ状態が続いている患者で軽度の甲状腺機能低下が一過性に見られることもままある。

に役立ったのです。

心気症とヒステリー

　もっと困難ですが，もっと一般的なのは，もっとよく見られる現象，つまり身体症状を示す人たちです。彼らは，自分の悩みの原因がまったくもって身体的なものだと，おそろしいほど確信しています。精密検査を行っても全くどこにも異常が見つからない時でもです。「心気症（hypochondriasis）」は，ある種のうんざりするような高齢の女性を記述するために，普段漠然と用いられている用語です。それは事実上，一種の精神病と断定する診断です。心気症は重篤な，そして往々にして単一症候の形をとる，パラノイアの一型であり，その経過の末路に軽蔑的非難が待っているという意味で，気の毒なことこのうえない診断なのです。それ同様，不幸にも侮蔑的で底の知れた命運が待ち受ける別の用語として「ヒステリー（hysteria）」があります。この言葉の本質は，有用な記述的診断用語なのですが，これもまた，より悪い意味で使用されるように変化を被った言葉なのです。その大きな理由は，症状の表現形が変化したことによっています。

　かつては，ヒステリーと心気症を区別できることは大切なことでした。双方に同時に出会うという理論上はありえない場合には，今でも重要です。表出される感情が異なるのと同様，成因や表現形，治療法も異なるのです。（「罹患者《sufferer》」がどう感じているかを問題にするとしたら，これは正しくはないでしょうが。）ヒステリーの特質は，満ち足りた無関心（la belle indifference）[訳注7] ですが，これもまた，かなり昔の患者には極めて顕著な特徴でした。

　私が思い出すもっとも鮮やかな症例は，修道女でした。彼女は，私が住み込みで研修をしていた病院の観察病棟[訳注8] に入院していました。私は

訳注7）　古典的なヒステリー症状の一つで，現れている（転換性の）身体症状が重大に見えるわりに，本人は無頓着であることを指す。

訳注8）　当時の精神科病院にはこうした制度があったようである。また，重症な患者などを医師や看護師の詰所から観察できる病棟に入室させることは，今日でも見られる。

精神科医の道を歩み出したところで、アセスメントの仕方を学び始めたばかりでした。彼女の右腕（彼女は右利きでした）は完全に麻痺しており、古典的な「手袋状の感覚脱失（glove anaesthesia）」を示していました。それは、無感覚な部分が彼女が障害を受けていると思っている領域に沿っているという意味です。しかし、それは全く手の神経支配とは一致するものではありません。これらの症状は、ヒステリー性思考と誤った想定が強力に無意識のレベルで作用していることを断定的に示すものです。彼女の微笑みや検査への穏やかな受容性もまた、古典的なものと考えてよいでしょう。彼女は完全に右腕も右手も使うことができませんでした。彼女は有能な筆写者でしたので、控えめにいうとしても、これは大変不便なことでした。

　こうした人たちに催眠療法を、フロイトが60年前にあえて使うことを止めたという事実に、私たちは未だ追いついていないのです。そして、何カ月もかかる注意深い探索的な治療より、催眠というこの即効性の方法の方が、彼女のとても生々しいサディスティックな自慰空想や禁断の性的行為を行おうとする強い衝動についてすばやく学べるのです。彼女には、修道女たちや女子修道院長の優越性に向けられたいら立ちや厄介ごとを辞さない覚悟がありました。つまるところ、彼女は神の試練を受けており、彼女に責任はないのでした。彼女の意志は意識下の水準で麻痺させられており、修道女たちはまったく彼女にけちをつけられませんでした。環境がちがえば、別の神経経路と露出症やマゾヒズムがブレンドされて、彼女には聖痕があらわれていたにちがいありません。

　心気症は精神病性の疾患であり、症状それ自体は、まったく容易に見出される明確な目的論的意味合いがあるヒステリー性転換症状より、狂気のものといえます。心気症患者はパラノイア的であり、その身体の象徴的な利用法はより不可解で原初的です。さらに言えば、パラノイアの最たる特徴である暴力的な投影機制が、身体に入り込んでいるか身体の表面にとどまっているのです。投影された情緒は、選択された外的対象に付着することがありません。その真の身体症候の起源は思考の発達よりも早期のものであり、それゆえ言葉の発達よりも早期のものなので、患者に響く意味ある言葉にそれらの症状を翻訳することはとても困難なのです。ヒステリー

症状は発達ライン上の後期，思考や空想，言語がすでに利用可能になってから生じるものです。ヒステリーの方が断然「翻訳」しやすいのはこのためで，その点こそがこの2つの精神病理の違いの根幹だと言えます。

アセスメントの自信

　アセスメントを行う中で生じる，たくさんの診断上の難問の一例を述べましたので，ここまででおおよそを網羅できたと思います。こうした難問は私たちの心を拡張し，日々の臨床に多様さを添え，臨床上本質的に興味深いという点で治療者の生活にリフレッシュと楽しみを大いに与えてくれるでしょう。

　おそらく，アセスメントを行い，日々の臨床を維持していく上での最大の難問とは，時間が過ぎ行く中で，様々な経験を創造的に活用することにあるのでしょう。30年間働いた後でも，もし治療者のスタイルがあまり変化せず，深められていないとすれば，その人の職業選択は何か誤っていたということなのでしょう。これはおそらく特殊な例ではありません。もしある人が過去の自分がどんなだったか思い出して，自分の技法を意識的に比較・対照しながら，現在自分がどのように働いているか，1日かそこら観察するとしたら，私たちの多くは自分がものすごく進化したことに気づくにちがいありません。

　私は，疑念や不安がいかに妨げであったか，どれくらいそれらが強かったか，自分がどれほど強い確信を得たかったかをはっきり思い出します。おそらく自覚はできませんが，自信はゆっくり育っていきます。また，患者と相互に交流したり，意識の層を行ったり来たりしたり，自分の自由連想や逆転移が示唆するあらゆる方向性に沿ってそれらを追いかけているうちに，ついには自分自身の中で変化がおきているのです。記憶や欲望に満ちた自分の心を空にすることと対をなす恒常的な注意が最後に成果をあげ，自分たちのテクニックが発展してきたのだという，パラドックスの連なりにしっかりと気づきながら。このことへの意識的な気づきが喜びのもとであり自由さの感覚なのです（もう一つのパラドックスとして，それは無意識に根ざしているのですが）。私たちが，喜びとともに生き残ってき

たことだけでなく，精神療法の技巧として，こういった優雅なテーマに取り組むだけの勇敢さも持っていたことに気づくのは，何年も働き続けた後のことでしょう。

第6章 The Art of Assessment
アセスメントの技巧

アセスメントの技巧

　アセスメントの「技巧」というのは，少々高尚すぎるでしょうか？　それとも，おこがましいでしょうか？　しかし病的なほどに謙虚すぎる人でなければ，いつか自分の専門領域についての，専門的技能とさえ言えるような技術をかなり獲得したことに気づくものです。もし私が，これまでこの技術を微妙で専門的なものへと磨きあげることにあまり気を配ってこなかったかのようにふるまってきたとしたら，それは控えめに表現しているということになるでしょう。

　臨床実践において，自分が治療を担当しようとする患者だけでも，治療者は皆相当な数のアセスメントを行います。患者の紹介を目的とした診断的コンサルテーションとよい予備面接の間には，非常に多くの類似性があります。また多くの治療者が，1回限りでアセスメントを終えるように求められることをときどき経験しています。

　これまでの章で自分の思索や思い出，また若干の臨床描写を通して，コンサルテーションの実践をかなり率直に，熟練した職人の技として，示してきました。こうしたコンサルテーションを職人的な技巧があらわれたり消えたりしつつ進行していくものとして吟味するという視点は，アセスメントの対象について検討する時には通常見落とされがちです。技巧とはうわべはささいなことに対して綿密な注意を払うということを含みます。

　これは概しては楽しいもので，個々人にとって，アセスメント面接が細部にまでわたって，正しく行われていることを認識すること，そのことがアセスメント面接を，楽しみながら生き残るための構造を支えるものへと本質的に変容（transform）訳注1）させるのです。自分のふるまいの権威的

なところや極端な敏感さに，各々が細かく修正を加えています。そうしたことに気づいて憶えておくことが，面接を毎日の型通りの仕事から技巧の域へと変容させ，査定者（assessor）に最大の満足をもたらし，何百という非常に異なった面接の記憶を作っていくのだと思います。

　私は長年の経験から，患者が決してコンサルテーションを忘れないということを知っています。やりとりの細部はしだいに消えていきますが，患者は面接全体の雰囲気，快適だったかどうか，その全体的な調子をずっと覚えているもので，その面接を自分の人生の中で特別なものとしています。私たちがするのは，アセスメント面接の終りに患者の未来に作用する重大な行動指針を処方するだけではないのです。私たちは，患者にドアを開ける時すでに，患者にとって忘れ難いことになる出来事に着手しているのです。私たちは患者と対面し，できる限り正直に，与えられた全ての素材に速やかに取り組み，その過程でそれが患者にとってかけがえのない良い記憶になるよう試みる責任を負っています。

患者を紹介すること

　紹介に向けてのアセスメントは，治療者自身による予備［事前］面接とは異なります。潜在的な紹介者となるためには，長年かけて異なった流派の多数の治療者と，広範囲に仕事上の知り合いになることが不可欠です。自分が会員であるすべての委員会や出席するすべての臨床的な会合はさまざまな関心を満たしてくれるでしょうが，それはとりわけ，いろいろな人と知り合い，将来のために記憶に留めておくための素晴らしい機会を提供してくれるものなのです。

　精神療法家が集まる会合ならどんな会でも，この目的を意識して念頭においておくことが必要です。このことは常に自分の個人的な情報を蓄積し続けている一般的なコンサルタントにとっては義務となる課題でしょうが，会合に行っても自分の隣りに座っている人にだらだらと話しているだけでは，果たすことができないでしょう。そのためには休憩時間やコーヒーブ

訳注1） transform は，Bionも述べていることであり，同じ独立学派の分析家でColtartも親しいBollasの概念でもある。

レイクを，少なくとも5，6人と知り合うために，そして，それぞれのはっきりとした，全体的な印象を得たうえで，どんな紹介を求めているかを尋ね，どのような種類の治療をするのか，どのような精神病理を持ったケースに特に興味をもっているかを尋ねるために，有益に使わなければなりません。

　このいつまでも増え続けていく治療者リストと関連することですが，私たちはさまざまな訓練機関について精通しておくことが重要です。そうすることで治療者は，訓練が自分にどのように影響を与えたかについて何らかの明確な考えを持つことができるからです。私は自分のリストの中にまったく異なった学派の治療者も少数入れてあります。彼らに紹介することは一度もないか，まれにしかないかもしれません。しかし，たとえば私は，認知療法，行動療法，催眠療法，針療法（acupuncture）訳注2），生体エネルギー，そして最も重要なこととして，有能で信頼できる中庸主義の精神医学の代表者数人と面識があります。

　私はこれらの臨床家に患者を紹介する必要が頻繁にあるだろうということを言っているのではありません。しかし最も洗練された治療選択として，行動療法，または良質の臨床的薬物精神医学，あるいは電気けいれん療法でさえ実行する可能性があるのです。時折すでにこれらの治療法のいずれかの治療を受けた患者がやってきます。そうした場合，患者がどのような経験をしたのかを認識しておいたほうが好ましいことは間違いありません。私が最も学んだ患者の一人は，サイエントロジスト（scientologist）訳注3）の手に落ちていながら，最大の決意をもって最大の困難から自身を解放したフリーメーソン団員でした。彼の分析を通して，私はこの洗脳的な狂信者集団について大変多くのことを学びました。最近の20年間に彼らに酷似した技術を持った他の流行があったので，その時学んだことは少なくとも3つの場合に大いに役立ちました。

　訳注2）　鍼灸のこと，元々は中国に起源があるが，現在は全世界に広まっており，流儀は各国によって大幅に異なる。
　訳注3）　アメリカのRon Hubbardによって創始された新宗教scientologyの信奉者のことを言う。サイエントロジーは，個人の精神性と能力と倫理観を高めることによって，より良い文明を実現しようとする宗教である。

心理的資質

　それでは，アセスメント面接自体をみてみましょう。人が実際に探索しているものは何であるかという観点からすると，コンサルテーションの中心に位置づけられるのは心理的な資質であると私は考えます。英国精神医学誌に寄稿を求められた際に，心理的な資質に数え上げられると私が考える9つの特質を挙げ，それらについて論じました（Coltart　1988）。それをここで手短に再記したいと思います。というのは，そういう特質があるかないかを査定することが，アセスメント面接の技巧に貢献すると確信するからです。

- 患者自身による，自分が無意識的な精神生活をもっており，それが自分の考えと行動に影響を与えているという，暗黙の，あるいは明確な認識。
- 必ずしも年代順である必要はないが，自覚を持って生活史を述べることができる能力。
- 査定者から促されることなく，自分の人生の出来事やそれらの意味について，何らかの情緒的な関連性を伴って述べる能力。
- 記憶を，それと釣り合った情緒を伴って再生する能力。
- 自分の物語から時には離れて査定者との短いやりとりを助けとして，それを熟考する能力。
- 自分自身と自分のパーソナルな発達に対して，責任をもとうとしている徴候がみられること。
- イメージ，比喩，夢，他の人々への同一化，感情移入などで表現される想像力を持っていること。
- 何らかの希望的徴候と現実的な自己評価。これはかすかなものかも知れず，特に患者が抑うつ的であるときはそうかもしれないが，重要なことである。
- 査定者との関係が発展しているという全体的な印象。

ある人が知性的で，洗練されていて，持続的な思考が可能で，症状に自覚的であるという印象を与えるにもかかわらず心理的な資質がまったくない，ということは大いに有り得ることを覚えておく必要があります。このような患者たちと面接者との間には，通常強いラポールは形成されないのですが，そのような例は少なくありません。特に学者や一般的な医療関係者に見られるものです。彼らの自分自身に対する見方を否定することになるかもしれませんが，このような人々を力動的な精神療法に導入してもうまくいきそうにはありません。

　患者が分析的な精神療法に適しているとみなされるためには，少なくとも上記の特質の3つあるいは4つを備えているべきです。正規の精神分析が最も適切な方策である患者は，おそらくそれらすべてを備えているでしょう。その時でさえ，意欲を裏付ける動機，十分な時間，およびその代価を払う能力のような他のパラメータも満たしている場合にだけ，自信をもって正規の精神分析を処方することができるのです。精神分析についてすでに十分な情報をもち，そしてそれが探しているものであるということを知った上で相談にやって来る人は極めて少数しかいません。

　これらの患者と，私たちの分野についてずっと知識がないにもかかわらず心理学的にも実際的にもすべての評価基準を満たすことが判明する患者とを合わせても，私が1年で行うすべての査定のおよそ5パーセントにしかなりません。十分な心理的な資質があると判明した人の大多数は1週当たり5回の分析のための時間あるいはお金の余裕がないので，週に3セッションという考え方がより許容できると考えるでしょう。したがって，こうした人たちが私が臨床実践でおこなう紹介の大多数を占めます。大多数の精神分析家と精神療法家はこのような紹介を歓迎するでしょう。そしておそらく業務の大半はこのような人々から成り立つことになるでしょう。残りの患者に，セッション数を週1回にするか2回にするかを決定するのを手伝うことは驚くほど慎重を要することがあります。

　頭の中に治療の紹介資源を豊富にもっている査定者にとって大変有利なことは，患者の中には特殊な治療を必要としている人が，少数ですがいるということです。たとえば常習を断とうとしている患者は，嗜癖に焦点づけられたテクニックを専門としているグループに紹介するのが望ましいで

しょう。背景に器質的な疾患を持っている患者は，何よりもまず内科や外科の一般医に診てもらう必要があるかもしれません。この種の意思決定の洗練は，アセスメントの技巧の一部です。

アセスメントを始める際に

すでに熟練した技術としてあるものが技巧の域へと高められるためには，理解の深さと詳細さ，絶えまない努力，そしてその一方で，一見したところは全く苦労していないようにスムーズに見えることが組み合わされていることが大切です。このレベルでのコンサルテーションは，開業精神療法家の希望をすべて満たすものでしょう。つまり，生活史および家族歴，何が問題であるかについての明瞭な理解，無意識的な病因および症状の意味に関する何らかの定式化，次にどこへ，あるいは誰のところに行くかという明確な方向的感覚等があって，そして患者と微妙で深くなる関係が築かれることです。このようなコンサルテーションは，ただ明快さと共に多くの力動的な素材を引き出すことに役立つだけでなく，患者にとって本質的な支えとなり，希望を強め，安心させるでしょう（本当の励ましは，日常的な意味における「励まし」のように弱々しい慰めの言葉を必要としません）。

この多岐にわたる仕事のテクニックは，それらが目に見えないように調律されるべきです。どんな患者であっても，効果的に駆使されている技能の量と質に気づくべきではありません。教科書タイプの言語が使われるべきではありません。コンサルタントの精神状態とラポールに関して患者がまず気づくことは，コンサルタントはリラックスしていて，平静で，注意深く，そして完全に患者に集中しているということです。

最低2時間は面接自体のためにとっておくべきです。そして私はその日のうちに行うことを勧めますが，コンサルタントは完全な面接記録を作成し，どのように紹介するかを熟考し，そして選んだ治療者とうまく連絡をとるためにその後少なくとも1時間を必要とするでしょう。治療者の選択のプロセスは，大部分無意識で行われます。私は，面接から得たデータの全てを私の無意識の「コンピュータ」へ押し込むことで，しばしば最適な

治療者の名前が表面に浮かび上がってくることに気づいています。その後私は，意識的に熟考することでそれを吟味します。

　深く，徹底的なアセスメントは2時間以下で成し遂げられるものではありません。今後についての話しあいがその後に最高30分を要するかもしれないので，通常私は2時間半取っておきます。この時点でコンサルタントは，患者が推奨された治療を検討する際に思い当たる質問をすべて促し，そしてそれに答えるべきです。私は治療に関するすべての質問は完全に，そして率直に答えられるべきだと思います。というのは以前述べたように，ある人が仲間の人間に感情，時間と金銭が関わって来る重大な関与を処方しているわけです。そして，その人は彼を気軽に，彼にとっては奇妙であるかもしれないフィールドに導入することになるかもしれないのです。

　これは，礼儀の話になると思います。アセスメント面接について聞く多くの報告では，相談室の入り口で，普通の礼儀正しさがしばしば放棄されているように思われます。最も嘆かわしい情報源は，最初のアセスメントで心の痛手となる経験をした後に，勇気を奮い起こして，2回目のアセスメントを受けて紹介を得ようと試みる何人もの患者たちです。このような有害な面接についての患者の報告には，繰り返し見つかるある特徴があります。同僚とのセッションに関する患者の報告に対しては，常に若干の懐疑心と歪曲を意識して聞く準備（そうすべきでしょう）はできていますが，繰り返される証拠の重みは回避できない真実の響きを生み出します。私が実際にどうアドバイスするかということを簡単に説明することで，これらのいくつかを記述したいと思います。査定者にはささいに思われるかもしれないこれらのことを**しない**ことが，傷つきやすく，不安な患者には大きな印象を残します。患者の中によい記憶を残したいと思うことは，野心として価値がないことでも専門家的でないことだとも思いません。コンサルテーションはどの道忘れ難いもので，もしその出発点が良いものに感じられたなら，次に続く治療は困難がより少なく進む可能性が高いのです。

　私はドアで，あるいは待合室で握手して，患者の名前を言って，それから私の名を名乗って自己紹介することを好みます。患者が千里眼的に，あなたが誰であるかを知ることができるはずがありません。特に大きな施設の中の混雑した待合室ではそうです。あなた自身の診療所であったとして

も，あなたは受付係と間違えられる可能性があるのです。私は待合室に患者を連れて行き，用意が出来たら，途中でお手洗いの場所を示してから，面接室に行きます。（驚くべき数の人が，長旅や不安のため，あるいは両方から，セッションの間にお手洗いを使いたくても，お手洗いがそこにあることを知りもしなければ，そう言うことを恐れているのです。）

　面接室で私は，患者が座る席を示します。予備面接について報告する中で，ある若い分析家は笑いながら「彼女は入ってすぐに**私の**イスに座りました。もちろん，私は彼女を移動させなければなりませんでした」と言ったことがありました。これはまったく笑えるようなことではありませんでした。患者にとってはもっと笑えなかったと思います。このことはとても重要な意味があったかもしれませんし，避けられたことです。次に私は患者の住所，電話番号，年齢を書き留め，そして紹介者の名前をチェックします。そしてペンと紙を脇におき，私がそれ以上メモをとらないだろうことを明確にします。（患者の面前でメモを取らないことは，私たちが共有する絶対的で不変の規律であることを願います。私の考える唯一の例外は，それが重要と思えた場合，非常に複雑な家系図のためのメモです。）

　上述の話に関連して私は尋ねたいことがあります。微笑むことはどうでしょう？　患者に微笑むことは，彼にだけではなくセッション全体になにか神秘的に不愉快なことをすることであるという，極めて強力な暗黙の神話が，着実に大きくなっているように思われます。私は，これはむしろコンサルタントの，おそらく不安定な自己感覚に関連している可能性が高いと思います。患者に急速に極めて重要なリラックスをもたらすために大変役立つ普通の微笑みが，どういうわけかセッション全体の真面目さを害するように感じられるのだとしたら，ばかばかしいというよりむしろ悲しく思います。これはいくつかの分野ではさらに強いタブーですが，はじめに歓迎の微笑みがあったり，ユーモアが患者にとって重要なものだと感じられるならときどき笑ったりすることは，査定者の威厳とか，私たちが，患者が何らかの理由で苦しんでいるからここに来ていると承知していることに反する態度を示すものではありません。なぜ微笑みを浮かべることを，自分の部屋に誰かを招き入れて，座って個人的なことを話すようにと求める行為に必要とされる普通の礼儀正しさの，小さいけれど大切な部分であ

る，と考えることができないのでしょうか。

　私は，どれくらいの時間をとってあるか伝えることでアセスメントを始めます。そしてその時間中に患者の人生について多くを知りたいこと，いかにして今ここに辿り着いたのかを知りたいということを伝えます。たいていの場合，これが患者たちを自由に自分のことを語るよう解きほぐします。最初はゆっくりでためらいがちでしょうが，この段階で彼らをさらに促す必要はありません。必要とされることは，治療者が静かに座り，患者に細心の注意を向けて，働き始めるということだけです。

　私はここで，第一にアセスメントが大変な仕事であるということと，第二にそれは普通の分析的なセッションのように構成されるべきではないということを，強調したいと思います。私の調査では精神分析家はこの後者の点における，最悪の違反者であるようです。このことは，患者たちにトラウマを引き起こす最も多い原因ですが，そうした患者たちは来た時よりも悪い状態でコンサルテーションから立ち去ることになったり，どんな形式の治療であれそれを受けることを，数カ月，数年，または一生放棄してしまうことになったりします。

　面接の主要部は，最も困難な仕事を要するところです。コンサルタントは，静寂の中で座っていなければなりません。注意を集中しなければなりません。常に記憶力を働かせなければなりません。短い介入は巧みに行われなければなりません。解釈をいつするか，あるいはしないかを決めること，心理的な資質が現れることに絶えず注意を払うこと，こうしたことすべてが，仕事の一部です。

アセスメントですること

　アセスメント中の解釈をどうするかは，人によって様々です。分析的な治療者にとっては，患者の受けとり方に関して考えをまとめるために一つか二つの解釈が不可欠です。しかし，語られることが解釈だけというのは，明らかに良くないことでしょう。また患者とともに何らかの作業をやり通す時間と機会がない限り，決して不安を喚起したり，増大させたりしないことが非常に重要です。しかし傷つけられて逆効果だった面接を経験した

患者たちから私がしばしば聞いたのは，長い沈黙の挙句，主として無意識に（これは分析経験のない患者にとっては未だ**まったくの無意識**なのです）向けられた一つか二つの深い解釈が行われ，その後にはほとんど何の言葉も続かないというものです。

　私はこの問題を名前の挙がった何人かの同僚に言ってみました。技法と，その根拠となる理論についての彼らの説明は，私自身のものとは完璧に異なっているので，時間をかけて議論しても意味がありませんでした。私とは違う風に仕事をする同僚たちはおそらく「患者の不安への刺激[訳注4]」を鋭く苦痛な解釈をする主な理由としてあげるでしょう。彼らはこの不安を解明し，セッションが終る前に和らげることが本質的であるとは考えません。私は，これは患者をうまく治療に導入することが意図されてのことだと思います。あるいはたぶん，患者に彼の内心がぐらつかせられることができるということを証明し，治療が始まる前のしばらくの間「取り組む」ものを与えるためなのでしょう。それは担当者の，患者を動揺させることができるという満足には役立つかもしれません。そして彼らは，力動的なテーマを把握したと感じるかもしれません。しかし，こうした面接から泣き，傷つき，そして当惑しながらつまずき離れた患者が，神経症によってあまりにも障害を受けすぎていないなら，腹を立て始める患者でもあり，また長い間治療を失ってしまうタイプの患者でもあるのです。私がアセスメント面接によってトラウマを受けた患者たちから聞いた報告のいくつかには，すでに不利なポジションにいる人に向けられた解消されていないサディズムの明白な徴候が示されています。

　まさにこの主題が「親切とは何か？」という疑問を私に抱かせます。私は，私たちが親切を捨て去る許可を与えるような理論は何もないと信じています。親切であることは感傷的であることを意味しません。それは私たちをそもそも治療者になるよう駆り立てる多くの入り混ざった動機の一つなのです。

　一見したところ良い意図の中にも何か意地悪いものが潜んでいるのを見ることは簡単です。しかし，これは善良さが常に根本的には邪悪であると

訳注4）　患者の不安を軽減するために，先ずそれを指摘することは，クライン派の中心的な技法であり，ここで揶揄されているのはクライン派であることが分かる。

言うことと同義ではないのです。人間性には本来備わる不快な部分とバランスをとる以上のことができる良い特質というものがあり，それらは大いに個人的かつ社会的で本質的な価値を持っています。私はその中でも親切は最も高い価値を持つものの一つであると思います。それは言葉や行動で直接表現される必要はありません。しかし，ちょうど主要なある色がある物体を特徴づけるように，それは私たちの行動，語り，治療の技法を満たすものでしょう。私たちの攻撃性が親切によって創造的に利用されるなら，私たちはその強力な組み合わせを自由に使うことができます。そして，洞察がパーソナリティの隠された側面を新しく開くことに伴う苦痛より以上に患者を傷つけることはないと安心して，強く，厳しく，直面的でいることが可能になります。親切が必然的に弱さやあいまいな考え，感傷的な気持ちにつながるのではと恐れる人もいますが，だからといって患者にニコリともしない無慈悲な攻撃を向けるのが良いわけではありません。

　患者の話がおよそ自然な休止点に達した後，面接者は無言で考える時間を取るべきです。なんらかの考えや提案を提供する前に，面接者がしばらく，静寂を必要とすることを伝えられる器用なボディ・ランゲージがあります。たとえば初めて姿勢をずらす，別の方向に目をやり床に視線を落とす，などが考えられます。最終的に私は患者に，彼の話の説明ではどのようにして彼がコンサルテーションへと導かれる問題につながったかについて要約を試みるでしょう。しばしば，それまでは患者の心にまったく存在していなかった連続性と因果関係の糸を拾うことが可能です。つながりを理解するためにある程度の解釈が必要であるなら，確かにそれはなされるべきです。わかりやすく洞察に満ちたコメントを試みることは，おそらく私たちをより深い層の力動へ，必要であれば簡潔な議論へと導くでしょう。

　時間が残り少なくなって来ますがこの段階の二つ目の課題は，上記のコメントの後で治療についての推薦をすることです。それは再び，さらなる議論，説明，そして時にはアンビバレントな抵抗の一部に対する何らかの力動的な作業を伴うかもしれません。私はできれば面接のこの最終段階では，答えることが可能な質問に対しては答えられるべきだと思います。

　最後に私は患者を彼のコートなどを取りに待合室まで同伴し，握手し，適切な紹介先が定まったら近日中に電話をするということを明確にして別

れを告げます。(精神的にショックを受けた面接に関して私が受けた報告のうち，5件では面接室のドアの所やドアの外まで案内されなかったこと，査定者は，さようならも言わずに患者が去るのを黙って立って待っていたと述べてありました。)

アセスメントで何を知るのか

　アセスメントの技巧には，面接の間に患者からまさに何を聞きたいのかということに関する明確な見解を持っていることが含まれています。私は，苦労して促すことをなるべく少なくして，可能な限り多くの個人的な話を手に入れることを目指します。これには二つの主な理由があります。一つ目は，患者が心理的な資質を持っているかどうかということに，私たちを引き戻します。患者がかなり多く話をしない限り，私たちはこれに関して全く判断をする立場にありません。それゆえ，私たちはできる限り巧みに，かつ控えめに，患者がそうするのを可能にすることを望みます。非常に無口な患者は，個人治療で非常に難しい患者となりますし，彼がグループ内で活発な参加者である可能性も低いでしょう。このような，治療者を骨の折れる一問一答形式の位置にほとんど追い込む患者を診断するだけならずいぶん簡単なことです。しかしこうした患者を紹介することは難しく，いかなる治療決定をするかの判断はいっそう困難なことです。

　二つ目の理由は，詳細な生活史が，治療の経過中，治療者にとって多大な価値のものであり得るということです。特にもし患者が病気であり，症状に気を取られている，あるいは動揺し，困惑した精神状態にある場合，通常のセッションで得られる情報は，はるかに少ないかもしれません。治療者が，患者の人生の重要な関係を，生活史上の出来事に関する特記すべきポイントと共に自身の心の中で明確に把握しているなら，すべての治療ははかりしれないほど豊かになります。(ここで私はアセスメント面接について言及するのと同様に，治療者との予備的な，あるいは最初の数セッションについて述べているのです。もし治療者が直接治療を始めることをより好むなら，彼は査定者の記録を読んでもよいかと尋ね，その方法で若干の生活史の細部を知ることができます。)

良い生活史を得ることについて私が思うのは,「今がチャンスだ!」ということです。いったん治療が始まってしまってから頻繁に質問して欠けている重要なデータの断片を得ようとすることは技法的によくありませんし,可能でもありません。同様に私は,初めから完全に転移解釈,つまり「あなたは私のことを言っているのですね」という解釈に頼るのが良い技法だとも思いません。生活史なしの転移解釈にはデリケートなニュアンスがあり得ません。そういう解釈は抽象概念だけで,シャープな意味をもつにはあまりにも一般化されすぎています。ほとんど,または全く確実な情報に基づいていない臨床セミナーを,経験の少ない治療者が手がけた場合,お粗末な出来事になることでしょう。自分がその部屋にいること自体に治療する力があると思い込んでいたり,何らかの理論に基づくものであれ,私たちの空想から正確な解釈ができると予想していたりしない限り,私たちは治療を開始する前に患者に関して本当にたくさんのことを知らなければなりません。そうでないなら,私たちが万能的にやっているのは,下手な手品だということになります。転移は後に非常に有益であり得ます。しかし,解釈のポイントと力はそれらを患者の私生活と状況に関連づけることによって強められるのです。

アセスメント診断とそのあと

　「診断」の問題について,私はアセスメントの仕事をしている人たちが誰でも皆,われわれが診る,そして扱う状態がほとんどの場合が厳密に「病気」であったり,身体の障害と並行していると考えているとは思いません。個人,あるいはグループの力動的な治療を勧めるためには通常の「医学的診断」のようなものは,可能でもありませんし,助けにもなりません。大多数の治療者は医師ではありません。私は,最初の査定者が医師であることは望ましいことだとは思いますが,通常の精神科医が必要を感じる診断の類はわれわれにとってあまり役立ちません。
　私が,非常に多くのアセスメントをする人々はなるべく医師であるべきと考える理由は,長い間に一度は身体的起源があり,そうしたものとして治療すればうまくいく可能性がある病的な過程が,精神の障害になりすま

しているこに出会うためです。もし査定者がこれを認識することが可能であるなら、患者にとってははかりしれないほど良いことでしょう。前に例示しましたが、患者は甲状腺機能低下症という危険な身体疾患であるかもしれないのに、誤って神経症あるいは抑うつを示唆する症状によって欺かれているかもしれません。

　私はコンサルテーションのときに、幸い良性でしたが、急激に腫脹している下垂体腫瘍^{訳注5)}が判明した別の患者を診ました。彼女は無意識レベルでは、自分が意識レベルで考えるよりもはるかに自分の身体と接触しているかのようでしたが、それというのも、彼女は抑うつ的なニュアンスを伴った深刻な不安症状を発展させていたのでした。彼女が「偶然言ったこと」は、彼女はわずかに乳汁を分泌し始めたということでした。「ちょっと奇妙ですよね？」と。その状況においてそれは奇妙なことではなく診断上有用なことであり、私はこの手がかりを使って治療を正しい方向に持って行きました。

　しかしその一方で、私たちの領域に入ってくる医師は、できるだけ早く彼らの医学訓練の大半を忘れるべきです。患者の身体の何かが本当に悪くない限り、思考と言語は医学的パターンから離れていくべきです。もちろん患者が強迫的、ヒステリー、人格障害、シゾイド、精神病的、神経症的あるいは精神病質であるかどうかと言うことは2時間の終わりまでに言える必要はあります。自己愛的な人格障害は、成功した偽りの自己障害同様に、非常にあからさまでない限り、最初の面接で診断することはほぼ不可能でしょう。したがって、私は「診断」ということには重きを置いていません。最初に重要なことは、この患者は私たちがアクセス可能な様々な治療法のどれから利益を得そうであるか決めるべきだということです。そして2番目に、私たちの考えを明確に、記述的な言語にするということです。この記述には心理的な資質をどの程度持っているかが含まれるかもしれません。もちろん、意見を検証するために分析的な訓練を受けた同僚と議論する時に理論的な言語を使うことは可能です。

　このように記述されたサマリーは、後に患者の記録を書き上げるときに

訳注5)　下垂体腫瘍は脳腫瘍の一種で、良性・乳汁分泌ホルモン産生性であることが多い。そのため、初期徴候として乳汁漏出や無月経が生じることがある。

参照しますが，それに基づいて，私たちは治療の紹介をします。アセスメントの技巧という基準を果たすために記録は完全で詳細であるべきですし，それは幾分か私たち自身の考えや連想を含むべきです。私はできれば1週間以内に患者を紹介します。これは患者の人生で重要な時でしょうし，彼はその電話がかかってくることを意欲と心配を胸に待っていることでしょう。何週間も，それどころか数カ月も，このどっちつかずの状態のままに彼を置いておくことは良くありませんし，私はそれに対する言い訳はありえないと考えます。これだけで1週間のうち，1時間，あるいはそれ以上の時間を占めるかもしれません。ある意味最も骨が折れる仕事かもしれず，それはたしかに仕事全体の技巧の一部です。

　私は，患者たちに治療者の名前を一人だけしか告げませんし，それは面接の終りに伝えます。私はまず，自分の心の中で，十分な注意を払って，患者のふりわけをどうすべきか考えるでしょう。それから，相手が誰であろうと，結構な長時間になりうる交渉を十分に注意を払って行うでしょうが，その中で，彼女もしくは彼に面接時間の空きがあるか，まもなく空きが生じることを先ずはっきりとさせ，その後で，おそらくはその治療者の要請で，患者のことをかなり詳細に描写することになるでしょう。もし患者が紹介先リストが欲しいと言うなら，私は，患者がどんな基準を使って治療者を選べるのかと尋ねます。そして，なぜ私が今患者のために誰かを選ぶことに関して患者より有利な立場にいるかについて，私たちは通常議論することになるでしょう。これは私が，患者に対して心にもない謙遜をするなら全くサービスを提供していないことになると信じている状況の一つです。私たちのトレーニングと経験を信頼することに由来するある種の権威を行使することができないなら，私たちは疑似民主主義ごっこをしていることになるでしょう。

　最後に，支払いの問題があります。患者たちの中には，高い料金について不平を言うか憤激する人たちがいるでしょう。何人かは最初に，電話をするか予約の手紙を書く時に料金がどうであるかを尋ねてきます。これは，料金をはっきりさせ，たいていの場合はそれを維持していく良い機会です。私が料金の値下げをするのは，非常にまれな例外のみに限られています。また，私は30年間のうちで料金をもらい損ねたのは，3，4回だけです。

アセスメント面接の終了時に支払いができないかと尋ねる患者もいます。私は自分のすることがもう何も残っていない場合以外はそれを断ります。そしてあなたの治療を引き受けてくれる人への紹介が満足のいくかたちで確定した時に請求書を送ると伝えます。

　私の話が，精神療法の普段の日常的な仕事の原則とコンサルテーションの技巧とを区別することに成功していたら嬉しいのですが。もし私が強調するために取りあげたさまざまなことが当たり前で議論の余地がないことだと思われたとしても，少なくともあなたが自分のスタイルを確認する役に立っただろうと信じることはできます。そういった自分独自のスタイルにはうわべはささいなことも含まれますが，そういうことがつまるところアセスメントの技巧ということになるのです。

第7章 Stranger than Fiction……
事実は小説よりも……

精神科開業医時代の驚き

　精神療法の訓練を，すっかり遅くなってから，何か別の職業ですっかり一人前になってから受ける人々がかなりいます。私がここで自分史の一片を付け加えようと思うのは，その人自身にとっても，周りの世界にとっても，ときにまったく思い切った行動と受け取られるかもしれないそうした移動を支持し，励ますためです。

　先輩の心筋梗塞が，私の人生において幸運の一撃となったというと，冷酷に聞こえるかもしれません。もし，彼が死んだのなら冷酷でしょうが，幸いなことに彼は，私にとっては時宜を得た橋渡しとなったその出来事の後も何年間も生きていました。私は一般医（registrar）[訳注1] になった段階で，公共医療サービスをやめる決心をしていましたが，この行動は，同僚たちからは，一般的に（彼らが礼儀正しい場合には）大胆で向こう見ずなことと見なされており，（彼らが礼儀知らずの場合には）極端に無鉄砲でばかげたことと見なされていました。しかし，人生の重要な決断に関しては，私は常に自分の直感を信じてきており，それは生存競争という観点からは，頼りがいのある味方であることが証明されてきたのでした。そういった信頼は常に引き合ってきており，私は経験してきた者の立場から，この道を歩む価値があると強く主張します。途中で職を変えたことは，天職という感覚の一部を構成するものであり，私の，喜びを持って生き残ることに最大限に関わるものでした。

　私が公共医療サービスを止める決心をした直後，私の研修病院の専門医

訳注1）　英国の病院では，上位senior順に専門医（もしくは部長）consultant, 一般医（もしくは医局員）registrar, 研修医housemanがいる。

(部長)(consultant)の精神科医の一人が,心筋梗塞を起こしたのでした。彼は,バーツ(Bart's)[訳注2]で診察を行っていただけでなく,ウィンポール街(Wimpole Street)[訳注3]でも,良く流行っている開業をしていました。そしてこれは,後を継いで続けるのなら,常に手入れをする必要がある種類の開業だったのです。彼は私が最近決断したことを知っていて,私を呼んで,彼が回復するまで(彼はしっかりとそのつもりでいました),代理医師として勤めてくれるかどうかを尋ねました。私は,開業部門を理解するチャンスとなるこの機会を喜びました。それは非常に貴重な経験となりうるでしょうし,そこで直面する精神医学的問題はどんなものでも一般的な診断と評価を行っていく(私は,自分自身が開業することに備えて,自分のものを確立したいと考えていました)うえで有効でない筈がなかったからです。

私は,6カ月間週3回その開業で働き,その間に,自分の個人開業を何とか不完全であっても始めようと試みました。このようにして,私は現実にとても必要としていた橋渡しを手に入れることができたのです。というのは,ウィンポール街の仕事がなかったなら,私はずいぶんと不毛な時間を過ごさなければならなかったからです。

こんな風にして,心理的に病んだ人たちの世界での,私の新しい人生は始まったのです。私が出会った奇妙な症例を,完全に奇怪な人物を頂点に置いて,奇妙な順に並べるのは不可能なことです。しかし,最初にウィンポール街で,その後ハムステッド(Hampstead)[訳注4]での年月の間に出会った何人かの患者たちの物語は,本当に事実は小説よりも奇なりというものでした。

ウィンポール街の外来で行われる一つの行事として,毎週の電気けいれん療法(ECT)外来がありました。その当時は,今日と比べてECTははるかに頻繁に処方されていたので,私の同僚の友達である麻酔科の専門医がやって来るのでしたが,通常は外来に通っている二人か三人の患者が,

---

訳注2) St. Bartholomew's Hospitalの略。ロンドンにある英国の代表的な総合病院で,NHSの傘下にある。
訳注3) Westminsterに近い,ロンドン中心部の通り。
訳注4) ロンドン郊外の高級住宅街で,フロイト博物館もある地域。分析家の開業も多い。

その処置を待っていました。そこには小さな回復室が設けられており，彼らはショックが与えられてからしばらくの時間，そこで休養するのが慣わしで，医療秘書と私が面倒を見ていました。

ECTからの回復期というのは，必ずしも平穏な時間ではありません。最も稀ではあるものの，若い精神科医が最も恐れるのは，「後てんかん性興奮」[訳注5]でした。この総毛立つような場合には，患者は，正気を取り戻さない状態で，完全に狂暴となり，物を壊したり，人を攻撃したりする気持ちで満たされるのです。彼の力は普段の十倍になります。この恐るべき暴発には，特別な唸るような叫びがさきがけとしてあり，いったん聞こえてから20秒ほどは，たいていは不十分でしたが，それに対して準備する猶予が与えられるのでした。この恐るべき出来事が，一度ウィンポール街の安静室でも起こったこともありました。

私の心には，また別の治療の断片が特別に残っています。件の病気になった同僚は，ユダヤ教正統派の妊娠した婦人を一度診察していました。その婦人は妄想性躁病の状態にあって，自分は救世主を孕んでいると信じ込んでいました（何年も経って，私は，この妄想が厳格な信仰を持っているユダヤ教正統派の婦人には，稀ならず見られること，ときにはいささか驚くべきことに，家族が共謀していることもあることを知りました。救世主がやがてやってくるという教えは，心の原始的な部分に，明らかに大きな影響を及ぼす潜在力があり，結局のところ，胸に手を当てて，その考えが間違っていると確実に，あるいは確信を持って言うことができる非ユダヤ教徒などはいないからです）。私の同僚は，他に明らかな代替手段がない場合には（1960年には，通常そうでした），ECTを率先して処方する方でした。抗精神病薬は，それに対して批判的な人々が何と言おうとも，精神科患者たちに著しく良い変化をもたらしましたが，その年にようやく発売されるようになったもので，私たちの大部分は未だそれを試していませんでした。私の同僚は，ECTのことを，「少なくとも考え方のパターンを壊してくれる」と言っていましたが，それは確かに本当でした。ばらばらになった断片を集めなおすことが出来るかどうかは，見守るしかなかったのです。

訳注5）短時間麻酔によるECTでは，けいれん後の意識回復までの間にせん妄・もうろう性の興奮を示すことがある。

そのユダヤ人の婦人がある日やってきて、時間通りに自分の受ける治療の準備を始めました。麻酔科医は彼女に注射をし、歯と歯の間にゴムの気道を通し、酸素マスクを用意して持ちました。私は電極を彼女のこめかみに当てて、ショックを与えました。たいへんなことが起きました。彼女の頭からてっぺんが落ちたのです。少なくとも、そのように見えたのです。このときほど、何が起こったのかを理解するのに時間がかかったことは生涯なかったのですが、この婦人はユダヤ教正統派だったので髪をとても短く刈り込んであり、非常に巧みな凝ったかつらをしていたのでした。全身の瞬間的なけいれんは、発作の始まりとしてショックが与えられたときに起こって、徐々に減少するのですが、それによって頭部が激しく動かされたために、かつらが後ろと横に滑って、取り返しがつかないダメージが起こったのではないかという吃驚させる印象を与えたのでした。

ある奇妙な患者との長いつきあい

純粋に治療期間ということで最も長期に及んでいる症例は、どんな小説の中でもこれ以上奇怪な患者には出会いそうにないという印象を瞬時に与える仕方で私に紹介されたのでした。ときどき私の同僚に診察を依頼していた別の専門医に、糖尿病が専門の一般医がいました。彼はそのときも同じように依頼したのですが、彼が教育目的で行っていた病棟回診で騒がしい学生たちの群れの中に自分の友達の代わりに数年前まで見知っていた顔を見て、驚いていました。とはいえ、彼は私の訪問を愛想よく受け入れて、私の意見を礼儀正しくまじめに受け取ってくれました。私が言ったのは、「なんてこと、何だかわからないわ」ということでしたし、それは彼の見解とも一致していたので、起こりえたかもしれない専門家同士の見解の相違には到らなかったのです。彼は私を連れて、身奇麗にしているある婦人のもとに診察に出向きました。その婦人は、豊かな赤毛で、高価な寝巻きとジャケットを美しく着ており、ベッドで座って、大きなどちらかと言えば狂ったように見える青い目で中空を見つめていました（そこは小規模な私立病院でしたが、通常は精神科の患者を入院させることはなかったのです）。

第7章　事実は小説よりも……

　その婦人は，インシュリン昏睡の状態（その当時は注射によって引き起こされることが稀ならずありました。というのは，余り精製されていないインシュリンが頻繁に用いられていたからです）で入院したのですが，検査してみると，予期されているように低血糖が見られただけではなく，両下肢の前面に，大きな化膿性の炎症があったのです。彼女はその昏睡からさめた時点で，ほとんどまったく口を利かなかったので，彼女が自分の糖尿病外来に1年間ほど定期的に通院していることから知り得た一般的な病歴以上には，B先生は何も知ることが出来なかったのです。私たちは，いまだかつてこのような滲出性で感染性の下肢の炎症を見たことがないことで意見が一致しました。患者は，私たちが質問しても，じっと見つめるだけで，何にも答えませんでした。

　彼女の糖尿病が安定した時点で，B先生は彼女の退院を切望するようになり，私は複雑な気持ちで，「私に彼女の主治医を任せる」という彼の決定を受け入れました。彼女はB先生の患者を毎日，朝夕，手当てしている看護師のところに行くことになっていました。彼女には友人も親戚も居ないようでしたし，彼女の紹介状には相続人も言及されていませんでした。そこには，彼女が教師であり，カトリック教徒であることが記されていました。

　私は彼女と週に2回会うように設定しました。これはウィンポール街では通常のパターンではありませんでしたが，彼女は自分自身についてまったく何も漏らすことがなかったので，彼女に何某かの空間と注意を与えることが助けになると，私は判断したのです。私は，ちょうど週5回の診療を開始したところだったので，週2回というのは，かつてそう思えたほどには大層なこととは思えなかったのでした。それに，彼女はどこから見ても，お金をたくさん持っているように見えました。私はその当時，個人療法で患者たちが支払うことを求められている高額な料金（1回につき3ギニー！）[訳注6] について考えが回らないくらい青臭かったのでした。

　件の患者（ここではX嬢と呼びましょう）は，私の余り害のない質問に徐々に答え始めたので，私は彼女が見たところ35歳にしか見えないのに，

訳注6）　1ギニーは1.05ポンドであるので，現在の為替レートで換算するならば，そんなに高額ではないが，1960年であることを考慮する必要があるのだろう。

50歳であることを知りました。彼女は，4歳のときに両親が自動車事故で亡くなったために，孤児となり，シュロプシャー（Shropshire）[訳注7]にある私立女子校の女性校長に受け入れられて，小さなお金持ちの女の子が屋根裏部屋で暮らすという『小公女』[訳注8]を髣髴とさせる仕方で育てられたと語りました。彼女は，メイドとして，年少の子どもたちのベビーシッターとして，また女性校長の一般的な助手としての職務が許容する範囲内でのみ，教育を受けたとのことでした。

女性校長（ここではH嬢と呼びましょう）は，力強く，ある意味で成功した人物で，およそ1年前まで学校を経営していたのですが，何度も精神病院に入院し，何回も自殺企図を起こした挙句に，いつも大量に服用していたバルビツレートを過量服用して，風呂の中で手首を切ることで自殺したのでした。私の患者がついにそこで彼女を発見したのですが，そのためには家の反対側にはしごをかけてよじ登り，窓から覗かなければなりませんでした。

X嬢は，自分が何の資格もなく，この世の中に一人ぼっちで残されたことを発見しました。そうなったのは，H嬢は，彼女を師範学校に通わせたのですが，試験を受けるときの直前になって，学校を運営するのを手伝うために戻ってくるようにと主張したためだと，彼女は語りました。そのとき以来，彼女は学校に留まっていたのですが，そこでは明らかに催眠にかけられたようにH嬢に依存的な状態にあって，物事を変える力がまったくないように感じられる奴隷の状態に置かれていたのでした。

この驚くべき物語を少しずつ聞きだすには3週間ほどかかりましたが，後になって自分の精神分析の訓練を受ける間に気づいたことですが，この期間に，彼女の，非常に依存的な，ひたむきな転移が，H嬢の死に引き続いて1年間漂っていた状態から，最終的な安息の場所を見つけようとする途上にあったのでした。X嬢は，上手くいくことを望んでロンドンまで漂ってきたのでした。彼女は，人手がたりなくて，資格のことをとやかく言わ

訳注7）英国中西部の地方で，ウェールズに接している。英国工業発祥の地として知られているが，今日では典型的な田舎であるという。

訳注8）A Little Princessは，バーネット夫人Frances Hodgson Burnettの子ども向けの小説として有名。バーネット夫人には，他にも『小公子Little Lord Fauntleroy』，『秘密の花園The Secret Garden』などがある。

第 7 章　事実は小説よりも……

ないあちこちの学校で代用教員を勤めることで何とか生計を立ててきたのでした。

　私に言えることは，この少女趣味のロマンティックな話にある作り事めいた性質が，私に疑いの念を掻き立てたということです。そして，この女性を30年以上にわたって知っている現在，付け加えることができるのは，この患者は他の様々なことに関してはとんでもなく病的な嘘つきであることが判明したにもかかわらず，自分の生涯のこの早期のことに関しては常に絶対的な内的一貫性が保たれている，ということです。最近では，私は彼女と週に1回会っており，それを一生の仕事と見なしています。今では，私はこの患者のことを大変良く知っており，彼女とともにずいぶん生き残ってきたので，ときには彼女を追い払うためならば，どんなことでもしようと感じることがあります。しかし，私はこれまでに彼女を追い出したことは一度もありません。彼女は人生を試みており，それはある意味で想像していたよりも上手くいったのですが，常に安全な港（私）が拠り所となっていたのでした。自分の人生についての彼女の物語は言うまでもないことですが，彼女の治療の中で起こった様々な大騒動を振り返ってみると，私の心はその当時にまで巻き戻されます。

　ところで，最初の数週間に戻って，私立病院の看護師が毎日手当していた彼女の両脚の謎めいた炎症に戻りましょう。20日ほどしてから，看護師は電話をかけてきました。「あの炎症は少しも良くなりません。まるで何かが，良くなることを邪魔しているみたいで……。」ほとんど一斉に，同じ疑いが同じ瞬間に私たちの心に浮かびました。私たちは声を揃えて，「もしかすると……」，「彼女は……，どうやって，何を使って」，と言いました。私は看護師に，真実を見出すために，最善の努力をする旨伝えました。

　さて，転移が治療者に力を与えること，時には他の人に対するより以上の力を与えることを認識するのに，何年も訓練を受ける必要はありません。私は以下のようなことを認識していました。H嬢の脅すような，専制的なやり方が，X嬢をサドマゾ的な牢獄に催眠状態のまま閉じ込めることに一役買っていること，彼女が私に対してほんの少しだけ愛着を増すようになったことに，私が彼女に親切でないことが関与していたこと，彼女を心理的

に変化させるためには，脅すような戦術を使わなければならないことです。
　次のセッションで，私は好機が到来するのを待っていると，処置を続けて欲しいという話題がやってきました。私はしばらく黙っていましたが，突然，鋭く言い放ちました。「でも，あなたが自分でそのようにしているのでしょう。一体どういう風にしているの？」彼女は飛び上がって，私がすでに知っているやり方で手を握り締めながら，私をじっと見つめつつ，口を硬く閉ざしました。私は待ち続けましたが，最後に，ぶっきらぼうに言いました。「あなたが自分でやっているということは，分かっています。あなたは私に診察を止めて欲しくないんでしょう？　それなら……」，私は彼女を追い出そうとはまったく思いませんでしたが，脅しに訴えました。
　彼女は5分ほど，身震いしたり身体を強張らせたり，口をあけたり閉めたりしていましたが，とうとうかすれるような弱々しい声で，「オーブン・クリーナーで」と囁きました。私は，総毛立つといったらこんなだろうと，私が信じている感覚を覚えました。オーブン・クリーナーはペースト状のほとんど純粋な苛性ソーダだからです。その容器には，使用するときには，皮膚を危険から守るようにと，重々しく書かれています。看護師と私は，彼女が単にその部分の皮を剥いでいるのだと考えていたのでした。私は，オーブン・クリーナーを実際に皮膚に，しかもすでに炎症を起こして化膿している部分に実際につけたときに生じる激烈な痛みを想像し始めてみることが出来ただけでした。「つまり，そういうふうにして，最初に炎症を起こしたのですね」と私が尋ねると，「そうです」と彼女は呟きました。私は彼女に何故そのようなことをしたのかと尋ねましたが，これはちょっとやりすぎでした。ある意味で賢くずるいところがありながら，彼女は決して心理的な資質をもっても，本当に内省的でもありませんでした。そして，彼女は，自分がケアを受けることが必要なこと，彼女は実際には口に出すことが出来ませんでしたが，自分を超越する権威が必要だったということをぼんやりと知っていたのだと思います。
　これが長く，波乱に富む治療の出発点でした。その治療では，他ではお目にかかったことがない奇怪なタイプの行動化がかなりの部分を占めていたのでした。空想の中から真実をえり分けることは，最初とりかかった，そしていつも継続している作業でした。私はさっき，露骨に言えば彼女は

病的な嘘つきだと言いましたが，私は，彼女の意味がない「嘘」は，彼女自身が重要な役を演じる御伽噺の脚本という性格を帯びたものであり，彼女自身が自分の配役に余りにも強く同一化しているので，それを彼女が語っているときには，嘘をついているというのは完全に正鵠を射ているわけではない，という結論に，徐々に到達するようになりました。

彼女のH嬢との早期の生活は，物語として脚色されていることは間違いなかったのですが，何年もの間完全に一貫していました。そのことから私が思うようになったことは，最初のメロドラマ作者はH嬢で，X嬢が私のために自分の身の上話を作った（「嘘をついた」）のではなく，彼女はH嬢自身，また自分とH嬢による奇怪な生活に過剰に同一化した結果，ロマンティックに物語を誇張し，それを行動化する能力が発達したのではないか，ということです。H嬢は何遍も，通常は精神科に入院したのですが，私の患者も，頻度は少なかったものの「不安定型糖尿病の発作」のために入院しました。H嬢は，主としてバルビツレートですが，大量の薬を服用していました。私の患者は大量の精神安定剤を服用していることを少しずつ明かしてくれましたが，それを手に入れるために少なくとも三人のGPの登録を受けていました。H嬢はあるときまでは巨万の富を持っていたか持っているように見えたのですが，それが底をついてからも，自分は大富豪であるかのように振舞い続けていました。私は，H嬢がヒステリーで，しかも躁うつの気分変動を伴うものであり，躁状態の時には巨額の浪費をしたように思えます。彼女はやがて破産を宣告されたのですが，亡くなったときには未払い金が残っていたのだと思います。

私の患者は，最初に知り合ったとき，お金持ちで浪費家のように見えました。彼女は私立病院に入院し，申し分ない服を着ており，週に2回，私に会いに来るという目的のために，髪をセットし，マニキュアをしてもらっていました。私はこのことを理解するようになってから（そうなるのに3年かかり申し訳ないと思うのですが），彼女の経済状況を詳細に検討して，自分が見出したことに呆然としました。彼女には少なくとも4つの銀行口座があったのですが，そのいずれもが膨大な貸し越しになっていました。銀行のマネージャーたちは長い間，世間ずれしていない一文なしに手玉に取られていたのでした。GPた␣も，そして私もそうだったのだと思いま

す。様々な相談役が呼ばれ，それには私も含まれていました。彼女はときどき，学校で教えることで，小額の収入を得ていました。彼女は，自分の資格に関する質問を何とか回避したのか，嘘をついたのだと思います。彼女はまた，たくさんの医師の協力を得て，失業保険と傷病手当を受け取っていました。

　とうとう私は自由に判断するだけの十分な材料があると感じたので，彼女に破産をするように勧め，彼女を破産裁判所へと導きました。彼女が膨大な負債を払うことは期待できず，またH嬢の人生の大部分を追体験する決心であることが見て取れたので，私はその路線を進めるのが良いと考えたのです。これは得るところが大きかったのですが，そうすることを私が多少は楽しんでやったことは認めなくてはなりません。特にそれ以降は（彼女の精神療法を始めておよそ5年後），私は少しひと山越えたかな，と感じました。

　たとえば，彼女がいつも正直であるということは決してなかったのですが（そうすることは，彼女の心の中の真実とドラマの間の脆弱な境界を問い詰めることになったでしょう），10年ぐらいの間に，彼女はあらゆる薬に対して反動形成を作り上げるようになり，アスピリンでさえ飲むことを考えると身震いするようになりました。彼女は学校で教えるという見せかけも止めるようになりました。というのは，これはどんな場合でも，いずれにしろ悲しみをもたらすことになったからです。私には解明することが決してできない何か謎めいた方法によって，彼女は他のスタッフと衝突してやめるように求められるか，教室での生活に恐怖心を抱くようになって自分から去っていくかしました。彼女は学習上の障害がある子どもたちの家庭教師は続けており，それについては彼女はかなり才能があったので，口コミで，きわめてささやかな「開業」をするようになったのですが，これは私に対する相当に健康な同一化の表れでした。私は今日に至るまで，彼女がどのようにして収入を得ているのか分からないのですが，しかし，彼女は寝室居間兼用の部屋でつましく，静かに暮らしているので，そんなにぜいたくなものではないと思います。

　私がずっと向こう見ずだったとき，つまり精神療法家としての経験もまし，自分が患者の精神病理の迷路の中でどこに位置づけられているかを分

かるようになったとき，私は彼女の糖尿病に挑戦しました。私は，10年か15年経ったその頃，単純にそのことを「信じて」いなかったことをはっきり理解しました。私は，こうした全てのドラマが展開するずっと以前から彼女を担当していた元の同僚が先輩であることにいくぶんか条件付けられていたのです。彼女は相変わらず日に2回インシュリン自己注射をしており，何年もの間，注射を省いたり，過剰にしたりすることで短期間の入院をするという危険なゲームを続けていました。私は，このパターン全体に彼女は中毒していると考えるようになっていました。というのは，彼女の状態は興味深いもので，彼女自身がインシュリンと精神安定剤に対する中毒者である「かのように」振舞っているのに，私はそうであるとは思わなかったからです。私は，自分の中の疑いの念を信じることを学んでいました。私は彼女にインシュリンを打つのを止めるように伝え，食事を賢明にコントロールして，そのどちらとも遊ばないように伝えました。（これは，転移の陽性の側面がその効果を持続させるのに役立つという点で，私が信頼を置いているある種の脅迫の一例です。）私は，そのように指示したことと，彼女が高血糖状態になるかもしれないと私が思っていることを，彼女の今はただ一人になったGPに伝えました。しかし，彼女はそうはなりませんでした。彼は定期的に血糖と尿糖の検査を行いましたが，彼女の血糖値はしばらくの間はうろうろと変動したものの，何とか安定するようになって，その後15年間はそのようにして安定し続けています。彼女は相変わらずかなりの低炭水化物食と，ときどき自分で尿検査をすることを続けています。ほんの数年前になって，彼女は，「H嬢にうんざりして，これ以上一瞬たりとも我慢できない」ときに，角砂糖やチョコレートを食べていたことを告白しました。彼女がときどきインシュリンを過量に用いることを学んだのは，後になってからのことで，このことは危険なことを冒すという彼女の危ない好みを満足させるものでもあったのです。

　私は，彼女がH嬢とレスビアンの関係を発展させたのか，**あるいは/または**，彼女がH嬢を殺したのか**どうか**何年も想像してきました。その双方に対して私は「ノー」であると思っているという以上には言えません。彼女は，ほとんど信じがたいと言って良いほど，性的にはうぶです。私は，人間の性欲に関して，この人ほど完全に閉ざしている人に未だかつてお目

にかかったことがないと思います。H嬢はあるとき，2カ月間の休暇の後，突然赤ん坊と一緒に戻ってきたことがありました。彼女は，その赤ん坊は養子にもらったのだと言いました。しかし，患者と私が，少しずつばらばらだったいろいろなデータを集めた結果，その赤ん坊はH嬢のものであることが歴然としたのでした（これはX嬢の，治療の中で起こった全くの新発見でした）。その子どもの養育は，ほとんど完全にX嬢に任されていました。そして，殺人に関しては，私には彼女が殺人犯には見えない，というだけのことです。その上，H嬢は徐々に確信的になっていったヒステリー性の自殺の試みを何遍も起こしたのですが，それらはX嬢の説明の中で，いずれも念入りに描写されてまったく一貫したものでした。私は，それが無意識的なのかどうか分かりませんが，H嬢は，必然的に自殺を実現する方向にまっすぐ進んでいったのだと思います。これは幸いなことに，今では，魅力的で，健康で，少し呆けかかっている80歳のX嬢が，同一化し損ねた点だったようです。

　彼女と私はお互いに辛抱し続けたのですが，私は，長い付き合いの患者が一人や二人いる治療者は少なくないと思っています。その患者たちとの間では，浮き沈みのある起伏にとんだ関係が数年間続いた後，徐々に落ち着いてきて，人生におけるより平穏な夕べを迎えられるようになり，治療者が，患者自身に対してよりも治療プロセスに対してゆっくりと燃える信頼を持ち続けたことを正当化できるようになるのです。私の友達の中には，ここ数年の間にときどき，「どうしてあなたはその人を見続けているの？さっさと止めてしまえば」という人が居ます。しかし，私の返事は，「それは出来ないわ。もう飽きたからという理由で，高速道路で犬を放り出したりしないでしょう」というもので，人によっては，私が恩着せがましいとか甘いと見るでしょう。

ある年老いた患者

　その一方で，自分が治療を必要としていることに気づいているのに，来ることに気が進まない人も居ます。そういう人たちは，治療に留まる時間を出来るだけ短くしようとしますし，私たちが適当と思う時期よりも早く

止めてしまう傾向があります。そのように出来事全体は時間的に制約されることが多いのですが，だからといって必ずしも例外的な風変わりさが現れないわけではないのです。Ａ夫人から，大変な量の，はみ出すようにして書かれた手書きの手紙が送られてきました。それには，自分のGPから私の診察を受けるべきであると勧められた旨が，防衛的に，しかし歪曲して表現されていました。私はそのGPからもとても短い手紙を受け取りましたが，それには彼女が以前に精神療法を受けたことがあり，それを再び受けることを望んでいることだけが書かれていました。私が会ったとき，この婦人は74歳でしたが，彼女がかつて受けた精神療法はタヴィストックの医師によるもので，それは戦時中のことで，何年も前のことであり，当時患者は未だ40代でした。

　最初から，Ａ夫人は風変わりでした。彼女は，背が高く，きりっとしたお年寄りで，丈の長く，黒いエドワード朝風[訳注9)]の服を着ていました。彼女は近眼で，それが手書きの文字が大きいことを部分的には説明していました。彼女は，年取った夫のＰと口争いを繰り返しながら生活していたのですが，彼は，彼女によればわがままの権化でした。しかし，彼女の説明には投影が大幅に入り混じっていました。というのは，彼の「わがまま」はしばしば，彼女が強く望んだことを邪魔したり，彼女がやりたいからやると主張したりすることを好まないといったことで構成されているように思えたからです。たとえば，彼女は自分たちが馬鹿でかいぼろぼろの家に住んでいて，庭も荒れ放題であると話しましたが，そのどちらも，彼女は自分で手入れすると主張していました。というのは，彼女には妄想的なところがあって，庭師とか，清掃業者といった類の人たちを信用できなかったからです。夫の「わがままな生き方」の一つは，そのことを理解しないことでしたし，家と庭の手入れを誰かに手伝ってもらえといつも急ぎ立てることでした。もっとも，夫自身が何か手伝いをするということを思いつくことがありそうにないことは明らかでした。彼女が，自動車を運転することが出来なかったのかしたくなかったのかは，私にははっきりとしませんでしたが，そのために，彼女は地元の町での買い物はすべて徒歩か自転

訳注9)　エドワード7世（在位1901－1910）の時代に流行った華美で自己満足的な風俗を言う。

車に乗って行きました。この大きな，むさくるしく，髪がぼさぼさの老婦人が，古ぼけた自転車を漕いで，近視用の厚ぼったい眼鏡を覗きながら，買い物のビニール袋をぐいと掴んでバランスを取っていく姿は，人目を引きつけないわけにはいかなかったでしょう。彼女は，地元の子どもたちが，彼女を見て叫んだり，笑ったりすると言いましたが，少しも驚くに値しないことでした。彼女は，空を飛ぶことができない魔法使いに見えたに違いありません。

彼女には様々なかなり非特異的な訴えがあり，それらを総合するとうつ病ということになったのではないかと思います。彼女は良く眠れませんでした。彼女は様々な身体的な痛みがありました。彼女は家事ができていませんでした。彼女は，この家に留まろうと主張して，もっと小さな家に移ることを考えない夫に怒っており，うんざりしていました。彼女は叫び声をあげたいと思っていましたが，そうすることをおそれてもいました。彼女は自分の頭のてっぺんをドシンと叩きたがっていました。彼女は，両親のことや母親が父親に対していかに不親切だったかで頭がいっぱいでした。特に朝の早い時間に目覚めると，40年もの間死んだように活気がない母親に対する怒りで気持ちが波立ちました。彼女自身，治療を必要としていることははっきりと分かっていましたが，それを受けることに大変躊躇していました。なぜなら，それは「簡単ではない」ことを知っていたからです。彼女がそんなに怖がっているものはいったい何なのかを見極めようとする私の試みは失敗に終りました。「私にはやることがあります」と，彼女は謎めいた言葉を述べました。

私たちは，翌週から治療を開始することを取り決めたのですが，それとほとんど同時に，彼女は私宛に手紙を書くようになりました。それらは長い取りとめがない手紙で，週2回のセッションの間に，通常2,3通届くものでした。それらの手紙は，感謝と，自分の私に対する行いの弁解であふれていましたが，罪悪感や恥じらいはほとんど認められなかったので，私はこれをある種の置き換えと受け取りました。

最初のうち，彼女の話しについていくのは確かに困難で，私が間違ったことをすると冷たく叱りつけることもしばしばでした。私は，**彼女**は自分の治療がどのように構成されるべきかということに関して非常に明確な考

えをもっているのに，それを上手く表現することができないでいるように思いました。彼女に不適切な治療を無理やり押し付けることには何のメリットもないように思えたので，私は，自然な興味を持って，彼女の拒否も，彼女のぶっきらぼうな指図も受け入れて，何かをもっと見つけ出そうと集中しました。

　彼女はまっすぐカウチの上に横たわり，他の患者がめったにしない方法で，カウチを用いました。彼女の行動は奇妙で，最初のうち私には理解不能でした。たとえば，彼女は「音を立てる必要がある」し，「自分を傷つけたい」と言いました。彼女は毎セッション，私にはヒステリー性の遁走と似ていると思えるような状態へと，急速に退行しました。彼女は小さな声で呻きだしましたが，やがてそれは大きくなって喘ぐような叫びとなりました。彼女はカウチの端から端まで身を捩り，自分の手と腕を壁にドスンとぶつけました。私が何か解釈を試みようものなら，彼女はいらいらして私を遮って，自分は私の言うことをまったく理解しないし，私には黙っていて欲しいと思っていると言うのでした。それにもかかわらず，私が何か言ったことが的を射ていると，彼女はしばらくの間子どものように泣き叫んで，後で，良くなった気がすると言うのでした。私は少しずつ，彼女が耐えることが出来ることは何なのかを理解するようになり，ほとんど喋らず喋っても手短かに済ますようになりました。

　彼女が話すことは，ほとんどの場合，身体的な感覚か願望を描写するものでした。「私は両脚に圧力を感じます」，「私は頭を叩きたい」，「胸に痛みがあります」などというものでしたが，徐々に，「私は**下に降りたいです**」というものが増えてきました。彼女の動きは益々あからさまになり，性的なものとなりました。私は，彼女がある種の性交の幻想を実演しているように思い，機会を見つけてはそのように解釈してみました。彼女は鋭い口調で乱暴に，私はそのようなことを言うべきでない，と言いました。自分はそういうことは好きでないし，ほとんど性生活というものがない，それは夫がインドに住んでいたときに，「アメーバ赤痢[訳注10]のために」不能になったからだ，ということでした。アメーバ赤痢というのは私にとっ

訳注10)　アメーバ赤痢は，赤痢同様，出血性下痢を主症状とする感染症だが，赤痢菌と異なるアメーバ状の病原体によって引き起こされる。時に性交で感染することもある。

ては新しいものでしたが，いずれにしろ，その「原因」は変動しました。しばらくしてから彼女が言ったのは，彼が情事をして性病に罹り，それがもとで不能になったというものでした。私はPの不能の本当の理由が語られたことで満足したことはありませんでした。私がその後で思いついたのは，その原因は，彼女のセックスに対する不感症的な拒否が，慢性的な抑うつ反応を引き起こしたのではないか，ということです。彼女は時として，おぞましいことを語るような口調で，Pがセックスを目的としてどのように自分に近づいてきたか，そしてそれをどのように撥ね退けたかについて語りました。

彼女には何かしらよそよそしく，まったく冷酷なところがありました。いずれにせよ，タヴィストックのM医師は彼女にそのようなことは言わなかったということでしたし，そのようなことを彼女は好みませんでした。いつものように，セッションとセッションの間に，彼女は手紙で，自分の「おそろしくみっともない行動」と無礼さを詫びてきましたが，私には，これらの手紙は本当の後悔によるものではなく，ただ私を懐柔しようとしているもののように思われました。

ある日，彼女は明らかに出産を再演していました。私は通常は何も話すなという彼女の指示に従っていましたが，そのときそうしていることは時間の無駄だけのように思えたので，彼女が出産を再演していることを伝えました。彼女は，「陣痛」の合間に，自分が本当にしたいと思っていることは「自分の頭の上に，降りること」であり，この次のときは，そうしたいと付け加えました（こうしたことはすべて，何年も前の話であり，「降りる《going down》」[訳注11]には，今日のような俗語としての性的な意味合いはありませんでした）。次のセッションでは，当然のことでしたが，この大きな，ぎこちない婦人は，まばらな白髪を顔や肩の上に振り乱して，カウチの上で自分を持ち上げたり丸めたりして，カウチの端まで這っていき，そして飛び降りたのです。私は呪文にかけられたように身動きならないまま，ただ眺めていました。私には警戒する時間すら与えられていなかったのですが，床の上にいて私のところからは見ることができない人物から

訳注11）俗語でオーラル・セックスのことをいう。

何の物音も聞こえてこないので，彼女が首の骨を折ってそこに横たわっているのではないかと疑いました。私は静かに座ったままで待ち続けました。というのは，飛び起きて，彼女を助けに行ったりしないように，と直感が忠告したからです。数秒後，彼女はまったく出し抜けに立ち上がって，手に負えない髪の毛をピンで留めながら，イスに座り，「気分が良くなりました。私は降りなければならなかったのです」と言いながら出て行きました。

　とうとうなぞが明らかになったのです。それ以降，彼女は3,4セッション毎に1回，カウチの端から飛び降りることを繰り返しました。その間では，彼女は以前と同じような性的な行動を繰り返しましたが，違うことといえば，自由連想的で，取りとめのない語り口でしたが，以前よりも話すようになったことです。それらは通常は，自分の身体の中で起こった感覚についてでしたが，ときには両親，特に父親に対する母親の不親切，母親に対する父親の献身についてであったり，夫の行動でひどくイラつくことがときにあるのだけれども，それにもかかわらず自分が深く結びついている夫に対するアンビバレントな関係についてだったりしました。

　彼女は，しばしば「傷つけられたい」という願望を語りましたが，彼女が自分で自分を傷つけることはありませんでした。私には，この重くて硬い老婦人が，カウチの端から頭から飛び降りるという儀式を繰り返しているのに，それによる障害を何も受けていないのはほとんど奇跡のように感じました。それどころか，彼女はそれを繰り返すたびに，焦燥抑うつ状態から，着実に回復しているようでした。私は，彼女の身体は，完全脱力した退行状態にあるので，転んでも起き上がれる元気の良い子どものように，ゴムのような状態なのだと判断しました。

　何カ月もかけて徐々に，私はA夫人に関するまったく精緻な理論を発展させました。その理論をはっきりと固める最初のものは，彼女の身体の行動と，それに関連して彼女が述べることの取り合わせが奇妙だということに注意を向け続けることより生じてきたのですが，両者は純粋に乖離しているというものでした。私は，彼女が意識的には，自分の身体が何を語っているかについては何の考えも持っていないと思います。そして，実際，もし何か考えを持っていたのなら，彼女は身体が語ることを止めさせただ

ろうと思います。私は，もし私が構成した理論をすべて，あるいはその大部分を明確に解釈したならば，彼女はショックを受け，脅えた反応をするだろうと思いました。私がときどき行う短い説明的なコメントに対しても，激しい否認が起こったからです。ほとんど完全な乖離があるということは，彼女の意識的な超自我が決して認めないであろう空想を明確に説明するものでしょう。

　私は，彼女には，父親と性的な関係をもち，妊娠して赤ん坊を産むという強力で劇的なエディプス空想があるという結論に達しました。しかし，その空想のある時点で，彼女は自分が赤ん坊になり，自分が生まれるということが何よりも大事なことになったのです。彼女にとって，自分の誕生をコントロールすることが何よりも大事なことを，私は認識しました。生活史のいくつかの断片が，この考えを補強すると思いますが，その中には，A夫人が4歳のとき，母親が妊娠後期に流産をしたといったことも含まれています。A夫人自身は，このことを全く覚えていませんでした。実際のところ，彼女の意識的な記憶は断片的なもので，いずれにせよ7歳以前に遡ることはほとんどなかったのでした。

　私は，彼女の父親が，何らかのやり方で彼女を性的に虐待し，その記憶は彼女の身体にだけ保持されてきたということはあり得る話だと思いました。私がA夫人の治療を行ったのは18年前のことであり，最近の文献に書かれているような近親姦についての理解は，まだ展開していませんでした。その当時，私の考えは，患者の家族歴を考えると，特に父親のまっすぐな，キリスト教徒としての，四角四面なパーソナリティを考えると，ばかげたものと思われました。

　しかし，こうした理解は，彼女が語ったことのある部分や，彼女の固執した感情のある部分を理解するうえで役立つように思われました。たとえば，父親に対する彼女の熱狂的な忠誠と献身は，常に彼に対する母親の冷酷さと軽蔑に結びつけて語られてきました（私は，これが部分的には彼女自身の投影であると考えるようになりました）。こうした母親の態度は，しばしばA夫人自身にも向けられました（というのは，彼女は自分のエディプス的勝利に対して罰を必要としていたからです）。また一方では，私が指摘したように，（彼女の意識の中では）自分が私の目の前で行った行為

について，いつも罪悪感と恥を大いに表明していたことです（そうしても，彼女が感じていた罪悪感や恥を正当化することにはならなかったのです）。そして最後に，空想生活の中では知りつくしていて没頭しているにも関わらず，大人としてのセックスに対しての，彼女の蔑む（恐怖症的な）反応があります。

　彼女と父親との間に性的な関係があったという考えは，現在の私たちにとってそんなに異質のものとは思えないかもしれませんが，私は現在でも，それをA夫人に切り出すのはどうかと思います。彼女は徹底的に否認するので，私がときどき彼女に向かって表現したように，「あなたが想像したに違いない何か，あるいは白昼夢か何かとして思い浮かべたこと」を解釈することすら困難を極めました。歴然としているように思えた彼女の「赤ん坊を産む空想を持っていること」について，ある日彼女に示唆したところ，次のようなことが起こりました。「その言葉を使わないで！」と彼女は叫びました。「私はあなたが『空想』という言葉を使うことが耐えられません。同じことをM先生にも言いました。私にはそういう類のことは全くありません。私はそういうことをしたことは絶対にありません。私たちは子どもは全然要らなかったのです。いずれにせよ，あなたに話したとおり，私はセックスが好きになったことはありませんでしたし，Pはほとんどの場合，不能だったのです。」私の見るところ，彼女が意識的に性欲を否認する度合いは，無意識的にそれにとらわれている度合いをそのまま逆転したものでした。しかし，彼女は心理的な資質をもっていなかったので，洞察という呼称に値する洞察は生まれませんでした。

　このように演劇的な形で，治療的なコンテイナーを活用するという事実そのものがまさにポジティブな方向で彼女のためになったようでした。彼女自身が，自分ひとりでは「こうしたこと」をやりぬくことは出来なかったので，恥や困難はありましたが，そうすることは避けられなかったことだった，と語りました。1年が経過するより前に，彼女はずいぶん良くなったと認めるようになり，セッションを休み始めるようになりました。彼女があんなにも激しく訴えていた結婚生活と家庭生活の困難が色あせてきたのでした。彼女とPは，モーターキャラバンに参加して，フランスを周遊することで，楽しい休日を過ごしました。実際に，彼らは冒険好きの元気

の良い老年の夫婦だったのです。このようにして過ごした過去の休暇の話は，はからずも，彼女が通常扱っていたよりももっと明るい光を，Pに当てることになりました。私にとってはむしろ驚きでしたが，この旅行が彼女の治療の終結のサインになったのです。彼女は，正式には私との治療を終結しませんでした。彼女は，休日後の何セッションかを休みたいと申し出，さらにまた数セッションを休みました。彼女は，私のところにやってくるのに必要な，込み入った，長い旅路（第1段階は自転車でした）について特別に言及していました。これは彼女のニードがとても大きかったときには障害とは感じられていませんでした。しかし，彼女の状態が改善した今となっては，ほとんど耐え難い困難と思えたのでした。その後，彼女はいずれにしてもとても良くなったので，これより先の予約を取る必要がないと思っていると言いました。彼女の現在の健康，彼らのフランス旅行，彼女の生活全般について，短いメモではなく，長い，表現豊かな手紙が何通も送られてきました。彼女の手紙は数カ月間，徐々に間隔を空けながら送られて来ましたが，ついに来なくなりました。

　私はときどき，彼女はどうなっただろうと想像します。彼女と夫はすでに老年でしたが，益々年を取って傷つきやすくなるでしょう。彼らは，世の中でほとんど孤独でした。彼らには親戚はなく，二人とも人懐っこかったり，社交的であったりしません。私はとりわけ，彼女が心理的に健康で居続けられるだろうかと想像します。というのは，彼女の奇妙でヒステリカルなパーソナリティが本質的に変化したとは，私には思えないからです。私は，彼女には文字通りの「破綻」があり，それからその後回復したのだと思います。私にとっては，彼女は，面接室で出会ったもっとも奇妙な，しかし興味の尽きない経験のひとつです。その経験で，私は多くのものを見，学ぶことができましたが，私は実質的には何もしなかったと思います。私は，彼女が私の生き生きとした記憶の貯蔵庫に，格別の貢献をしてくれたことを喜んでいます。年月が経過して，私は彼女のことを耳にすることは最早なくなりました。私が述べたもう一人の患者，私が治療をやめることができなかった／未だにやめられないＸ嬢とは何という違いでしょう。両者は，様々な面でお互いに大いに異なりながら，事実は小説よりも奇であるということに関しては，何と似通っていることでしょう。

臨床の面白味

　私の精神療法家としての臨床経験の中でもっとも普通でない物語のいくつかを，この楽しみながら生き残ることの探求に含めることは，いくつかの理由で重要であると私は感じます。一つの理由，そしておそらくはもっとも説得力のある理由は，私たちの仕事が私たちに本来的にもたらす面白さは，特別に一貫していることを強調したいと私が希望していることです。私は，ほかの仕事で，これ程までに高いレベルで確実に，人を夢中にさせるほど魅了し，驚かし，わたしたちの技術に挑戦し，人生を新鮮な観点から見ることを刺激するものはほとんどないと言ってよいと思います。そうでありながら，逆説的ですが，この仕事ほど，実践者が堅固で特殊化していて変化の乏しい形態（form）にしっかりと囲まれている仕事を私は思いつきません。個人開業だけをしている精神療法家は，来る日も来る日も，日がな一日，まさに同じイスに腰掛けて，同じ部屋で，限られた人数の同じ患者を見ているのです。この繰り返される苦行に，退屈さと不活発さが山盛りになっています！　私たちを退屈さから救ってくれるものは何なのでしょうか。人々の性格の細々としたことやそれらを基にした素材は，無限の変化を鳴り響かせるのですが，それがセッションの度に，面接室の治療空間の中に現れて，私たちが関わり，考え，語り，決定を下していくことが無限に変異していくことを求めるのです。そうした可能性そのものが，ささいなものであれ，無限なのです。

　最後に，長い経験から，ケースヒストリーを聞いたり，読んだりすることは，常に歓迎すべきものであることを私は知っています。私ははじめの方で，人々の話を聞くことがとても好きなので，精神療法家になりたいと思ったと述べました。これに何かほかの理由が加わっているかもしれませんが，この特性は，多くの精神療法家の同僚たちに広く共有されているものだということははっきりとしています。ここで述べたのは，私が見，治療した患者たちの物語です。私たちは，自分自身の仕事だけでなく，ほかの人たちの仕事にも同じように，絶えることのない，関心を本来持っているという私の考えが正しいのなら，こうした臨床例が，生き残る過程への

楽しみの質に何らかの変化を付け加えるものとして，皆さんに特に楽しんでもらえることを期待しています。

第8章 Leisure and Living
余暇と生活

座りっぱなしの仕事

　ここまで，私はフルタイムの精神療法家としての生活を，訓練，臨床の構築，臨床実践，コンサルテーション，アセスメントなど，臨床活動そのものという一点に収斂する様々な角度から，概説してきました。全てのテーマは，私たちの日常の仕事の中での私自身の経験に由来しています。この最後の章では，私はもっと率直に自伝風に書こうと思います。精神分析的な治療者の文章は，概して，わざわざ非人間的に書かれています。たとえば，症例報告のように，そうするのが当然の場合を除いては，自己言及を避けることが伝統となってきました。この特徴は，ほとんどある種のタブーといったものに発展しましたが，私の意見では，私たちの文献は，しばしば，その結果としていっそう貧しいものとなったのです。

　フルタイムの治療者であるというのは，座りっぱなしの仕事をすることです。おそらく世の中でもっとも座りっぱなしの仕事でしょう，なぜならば，私たちは特別にじっと座っていることを学ぶからです。私たちは，他の座って仕事をする人たちのように，30分おきに立ち上がって歩き回るチャンスはほとんどありません。私たちは足を動かしたりもじもじしたりすることはできませんし，私たちのテクニックが向上して，徹底的で自由連想的な注意を1年か2年払ってみないことには，本当にそれが必要なのか求めているのかも分かりません。私たちは，突然立ち上がって，何を言ったりしたりしたら良いかを教科書で確かめることもできません。それを言おうと考えているときは，すでに手遅れで，いずれにしても，何を言うかはおそらく無意識から浮かんでくるのです。

初期の分析家たち，特にフロイト教授と一緒に，あるいは同じ時期にイギリスに来た分析家たちは，セッションの間，編み物をしていたと言います。アンナ・フロイトもそうした人たちの一人ですが，私は他にも少なくとも編み物をしていた人を6人，その中には男性も一人含まれていますが，思い浮かべることができます。私は，これはほとんど想像することも出来ないことだと思います。たとえ彼らが完璧に編み物をすることができて，針目を落とすことはないとしても，編み物を完全に無意識的に行うことはできないでしょうし，少なくとも，セッションの時間中に分析家が行っている作業の微細な音，たとえばかちりという音や，腕が擦れる音や，手の動きの音には気づくに違いないからです。

　仕事がある日には，治療者は何時間もじっと座っている必要があるので，自分たちに欠くべからざる生活のメリハリを提供するために，どのような計画を立てるかは格別重要なことになります。根本的なこととして，身体に関しては，少し運動することが生き残ることに役立つでしょう。治療者のイスに8時間座った後で，2ヤード四方の花壇を掘り返して根覆いをするだけで，自由に動けるという感覚と，筋肉ばかりでなく，認知そのものの覚醒を発展させることができるでしょう。そこで生じるある種のほてりは，精神的な（moral）達成と間違えやすいものです。私がここでこの例を挙げたのは，庭を持っていて庭仕事をすることが，治療者が生き残ることを助ける上で，この上なく重要な要因の一つであると信じているにもかかわらず，自分自身がこのことをどうにか達成できたのは，部分的に引退してからだったからです。だからといって，今ここで庭仕事をすることの価値を切り下げようというわけではないのですが，このことを通して，私はすでに何年も前から知っていたことをよりはっきりと認識することになりました。それは，理想の世界の中では，全ての精神療法家は庭を持っているだろう，ということです。

　単純に，座りっぱなしの身体に何か仕事をさせて変化を起こすことには，長期的なばかりでなく，短期的な利益もあります。「散歩すること」は，その散歩が本当にハイキングのようで，美しい田舎を歩くのでなければ，私にはとても退屈で価値がないもののようにいつも思えます。たとえばスカッシュのようなゲームが最高だと思います。そうしたゲームには大量の

エネルギーを要しますし，通常昇華された形に集中されなければならない，日常生活における抑圧された攻撃性を，引き剝がすからです。水泳もまた，服を脱いで，水に入り，身体を乾かして，また服を着るという手間を避けることが出来ませんが，十分以上に値するものです。水泳には全ての筋肉が動員されますし，それだけではなくおまけとして，水それ自体の身体を包みこみ，支持する性質によって，ある種の原始的な満足が得られます。

しかしながら，おそらく，身体以上に精神（spirit）は，私たちの仕事のように興味が尽きない一方で要求が多い仕事をする際には，刺激や，変化や，気分転換や，気分の解放を必要としています。ここで重要なことは，このことを私たちは最初の頃から知っていて，積極的にそのことに取り組んでいるということです。私は，たとえば，テレビの前の別のイスにドカッと座り込むことから得るものがたくさんあるだろう，というようなことを考えようとしているのではありません。そのように言ったのは，私たちは，精神の健康に役立つ楽しい源泉に由来するものであれば，幅広くどんな気晴らしでも選んでよいのであり，私の唯一の限定は，それらが精神分析や精神療法と関係すべきでは**ない**，ということだけだからです。私は自分の気分転換のために，最近の小説を読み，音楽を聴き，可能なときはいつも絵を眺めます。こうしたおそらくは幅広く受け入れられている気晴らしを手に入れるために必然的に伴う努力の程度は，それらに，喜びの鮮やかな彩りを付け加えるでしょう。

旅

私を旅へと導き出すものは何なのでしょう。旅というのは，治療者として静かに座っている生活に対して，もっともあからさまで，尚かつもっとも念入りに作り上げられた対極に位置づけられるものですから。

旅という概念には，何かしらたじろがされるところがあります。しかし，同時に，心をときめかせるものでもあります。「旅」というような非常に大きな言葉によって，大きな雲のようにイメージが沸き起こります。それは，実際に行ったことがあるあらゆる種類の場所のスナップ写真のようにはかないイメージ，飛行機や列車の旅路のひとときの気分，忘れてしまっ

た光景の寄せ集め，そしておそらくは多少の空想の入り混じったものです。旅行するという考えそのものが，空想のスイッチを入れるでしょう。そして，それらはジグソーパズルの断片のようなものですが，その中には，旅をすることについての古い感情に結びついたイメージといった断片も含まれるでしょう。たとえば，私は，蓋いのある馬車か二輪馬車か何かで非常に速いスピードで走る感覚を自分の中に位置づけることができますが，そうした感覚が遅くとも5歳の時にはすでにあったことを思い出します。おそらく，そのルーツは，私が母親の子宮の中にいた時代にまで遡ることができるでしょう。乳母車の時代に遡ることができるのは当然のことです。

　私が旅をするようになったのは，戦後すぐでしたが，そのときには旅行するということはしばしば冒険であり，そもそも外国に行こうと思うなら，貧困と苦難とはどうにかしなければならない問題でした。1947年に，私はローザンヌ大学のディプロマ・コースに転校することで，何とかスイスに5ヵ月間行くことができましたが，これはサマーヴィル・カレッジ[訳注1]でフランス語とスペイン語を専攻する前の時間を有効に使うためには，すばらしい方法だと思えました。実際には，そこへいくというのは同様にすばらしいことをするための隠れ蓑に過ぎなかったのですが。私は，ディプロマをとろうという気持ちはさらさらなかったので，大学にはほんの数回しか行きませんでした。でも，これは困窮していて配給制度下の英国を出て，本当に想像できないほどすばらしいスイスに行く方便だったのです。戦後まもなくの金詰りの時期に，この奨学金を受けることに，私は何の良心の呵責も感じませんでしたし，それは今も同じです。その時間は，記憶に残るものであり，大人としての生活をよいスタートではじめることができたと思います。

　うまく旅行することの秘策でもあり，技巧でもあるのは，異国好きということです。私はここで，外国の場所が好きかどうかを言っているのではありません。もちろん，それはある種の天分のようなものでしょう。私が言いたいのは，そのある非常に特殊な形態，すなわち外国人の友達を作ることに関してです。若いときというのは友達を作る時期だと思いますし，

訳注1）オクスフォード大学の女性のカレッジとして夙に有名。

友情とは，幸せな生き残りにとって，もっとも強力なかすがいの一つである，と言ってよいでしょう。振り返ってみると，私が自分で理解している限りでは，私が何年にも渡って友達を作れたのはまったくの偶然だったのですが，その友人たちは，それがどのようなことであれ，そもそも彼らが英国に来ることになった理由がいつかは終りになると，自分たちの国に戻って行ったのでした。

　1950年にオックスフォードを卒業して，医学校に行くまでの間に，私は，フルブライト奨学生としてPPE（Philosophy, Politics and Economicsの略[訳注2]）を取りに来ていたアメリカ人の友達と，6カ月間，合衆国を旅行しました。その当時の私の年代の者にとって，アメリカは事実上門戸を閉ざしていました。というのは，政府の法令によって，ドルを買うことがまったく禁じられていたからです。しかし，この友人は休暇の間私の家に泊まっていたので，私のもてなしに対して，彼女の国に対する飛び切りの好奇心をかき立てることで，応えたのでした。そして，彼女の父親が陸軍の大佐だったために，それに従って移動していた彼女には，地理的にあちらこちら配置された親戚や友人がたくさんいたのでした。

　スイスの快適さによって引き起こされた驚きと興奮は，合衆国の壮大な宝物庫によって，ほとんど計り知れない程度にまで拡大したのでした。1950年の時点では，パン，バター，肉，ベーコン，砂糖，卵，チョコレート，石油は，いまだ厳しく制限されていたのです。英国の戦時下の子どもたちは，私たちが食べさせられた，非常に制限された，ほとんど菜食主義と言っても良い食事のお陰で，実のところ，とても健康だったのです。このことは，米国との対比でもっとも顕著だったのは，つまり船から降り立って上陸した瞬間に目に付いたのは，食べ物であった，ということを意味しています。そのとき以来，すっかり成熟して専門家になってからも，私は何回も米国を訪れており，最近はセミナーをしたり，講演をしたりするために訪れておりますが，これらの全ての旅行は楽しいものでしたが，そのいずれもが，40年以上前に訪れた最初のときに味わったこれ以上ない特別な感覚とは比べものにならないのです。

　訳注2）Classicsに対して，現代の政治経済に焦点を当てたOxfordの学位。

他の友情もまた，その人の国を訪問するパスポートとなったのでした。私は，エセックス（ロンドンの東側の地域）にあったクレイベリー病院（Claybury Hospital）訳注3) という大きな精神病院で3年間働きました。そこで私は，ニュージーランドからきた医師と知り合いになりました。彼女は，精神分析の訓練を終えたところで，ニュージーランドで唯一の精神分析家になるために帰国したのでした。私はニュージーランドを7回訪問しましたが，そのいずれもが私の人生で最高の旅行となったのも，そもそも私がこの文章を書くことになったのも，彼女と出会ったお陰だったのです。デニス・マーチン（Denis Martin）医師は，治療共同体運動の偉大なパイオニアの一人だった人で，残念ながら若くして亡くなってしまったのですが，クレイベリー病院を治療共同体へと変える計画のための変革をあれこれとやってきた人で，その試みは多少なりとも成功したのでした。新機軸の一つとして，彼はレジデント医師を対象とした週1回のグループを開始し，そこにそのニュージーランド出身の女性と私も含まれたのでした。彼女と私は，あるときから話すようになり，彼女は自分が精神分析の訓練を受けていると言いました。「それは何なの？」と，私が尋ねると，彼女は教えてくれ，それに付け加えて，「あなたはどうして受けないの？あなたはそれを楽しめると私は思うわ」と言ったのでした。それで，私は受けてみることにしたのです。

　実際に起こったことも，ここでお話した簡単なことと大して変わりはありません。私がとても驚いたのは，多くの人たちが，何年間も精神分析に精通したうえで，その世界に飛び込んでくることです。そうした人々は，正しいテキストを幅広く読んでおり，おそらくは精神分析はすでに血肉となっているのです。しかし私は，決定的に，まったく無知でした。私ほどに過剰に教育を受けている人たちは通常そうでしたので，私もフロイトのことを耳にしたことがあったのではないかと思われるかもしれません。しかし，私は本当に精神分析の本を何も読んだことがありませんでしたし，精神分析が英国で行われていることも知りませんでしたので，それがどのようなものかを知らなかったのは言わずもがなのことでした。その上，フ

　訳注3）英国の一般的な精神病院の一つで，格別な特徴があるものではない。1997年に閉院となった。

第8章　余暇と生活　139

ロイトが英国に来て住んでいたことや，彼についての知識もまったくありませんでした。私は，精神分析を実践していた英国精神分析協会の誰とも一度も出会ったことがなく，まったく無知の嘆かわしい状態にあったのだと思います。私が研修生として受け入れられたのは，私がまったくの白紙状態なので，彼らが刷り込みたいと思ったことならどんなことでも，そうすることができると思ったからではないかと，想像します。

　件のニュージーランドの医師が述べたことは，自分にぴったりの分子を探して待ち受けている原子価（valency）[訳注4]があったということです。私はそれを見出したとき，これが「天職（vocation）」なのだと悟りました。私は，これこそが私のためのものだという強い確信をもって，それと出会いました。そうして，まさにその通りだったのです。私はそのときにはすでに精神療法を見出していましたが，精神療法は，私の人生の野望，すなわち人々が自分の物語を語ることに耳を傾けることに，文字通りぴったりと適合するものでした。私自身の物語にある裂け目によって引き起こされた何らかの精神病理が，この天職という感覚と関わっていることは確かでしたが，しばしばそうであるように，他の人々の人生のパターンに深い興味を持つこと，特に，それらのうちの精神病理的な部分を辿ろうとすることには，私自身の償いをしたいという欲動が働くかどうかが関わっていたのです。

　私の外国から来た友人たちが，自分の母国に興味を持っていて，海外からの訪問者である私を伴って，しばしば自家用車で，自国を旅行する準備をしていたことは，大きなボーナスのようなものでした。私が，ニュージーランドとイスラエルの全土，オーストラリアと合衆国の大きな部分を旅行することができたのは，まったくこの幸運な組み合わせのおかげです。

　言葉が通じないばかりでなく，文字すらも理解できない国を旅行することは，気持ちを挫くものです。特に，英語をゆっくりと，大声で叫びさえすればことが片づいた時代が過去のものとなりつつある今日においてはそうです。私の旅行のうちで，最も得るところが大きく，爽快な旅行のいくつかでは，それぞれ別の友達と一緒でしたが，私は色々なところを一人で

訳注4）　原子価valencyはBionの概念。分子と分子が，原子価が合うことによって，お互いに引き付けあい，ぴったりと結合するという意味。

も旅行しました。そこで，話すこともまったくできなければ，道路標識も，地図も，新聞も，注意事項も読むことがまったくできないという感覚は，やる気をそそるほど不気味なものでした。そういうことは滅多に起こるものではありませんでしたが，そのような特別の機会は記憶に残るものでした。それと言うのも，そのようなある種の無力で頼ることが出来ない状態は，他には類例がないことだからです。そうした挑戦はわくわくするものですが，そこには私が絶対に逃したくない特別な種類の楽しみもあります。

　それと言うのも，一人でいることにはまったく別のタイプのものがあるからです。それは，バンコクの市場で，親切な，好意を寄せる見知らぬ人たちに囲まれながら，まったく一人であることを感じるようなことです。生き残りであるあなたが変化したのではありません。劇的な変化を遂げたのは環境の方であり，その中にいる理由です。私が言いたいのは，外国に行って講演をしたり，セミナーを開いたりすることです。これはすべての人に起こらないかもしれません。私の場合には，幸運と，ある一瞬のインスピレーションのおかげで，そういうことに遭遇することになったのでした。

講演旅行

　私がちょっと幸運だったのは，自分の最初の論文の表題を『ベツレヘムに向け身を屈めて歩くこと（Slouching Towards Bethlehem）』[訳注5] としようというアイディアが浮かんだことでした。かりに私が論文を発表することをもっと経験していたのなら，そんな文言を論文の上に持ってくることを認めることすらしなかったでしょう。（それは『言葉を超えて』というテーマで1981年に行われた英語圏の人々を対象としたカンファランスにおいてでしたが，そのテーマに関心を持って書き留めたところ，それが1992年に再度よみがえりました。）私の論文のタイトルには，何かしら人々の心に突き刺さるようなものがあったのだと思います。それは私にとって

訳注5）　アイルランドの詩人W.B. Yeatsの詩The Second Coming（1920）の中の一節。詩のテーマは文字通りキリストの再来であり，第一次世界大戦後の疲弊した社会に未来はあるのかどうかが語られている。

は，まったく予期することがなかった，一片の幸運として，記憶に残るものでした。私は，自分がワシントンか，ニューヨークか，シドニーか，メルボルンに居ることに突然気づいては，何度も上機嫌で考えたものです。人々の前意識に，長く忘れられていた『ベッレヘムに向け身を屈めて歩くこと』がなかったなら，私はそれらの場所に居ることなどまったくなかっただろうと。

　私が講演と教育のために，合衆国に三度，オーストラリアに一度旅行したのは，全てこの10年の間のことでした。その旅行では，とてもたくさんの仕事をしましたが，完璧に楽しいものでしたし，私の自己評価を高めるのにこの上なく役立ちました。感じの良い新しい知り合いに囲まれていても，ホテルの自室で，また仕事の合間には，まったくの一人になるのですから，完全な孤独を感じることが出来るだろうと，私は思います。これは私にぴったりと当てはまりました。私にとっては，全てが，臨床の毎日の仕事から，新鮮な変化をもたらす（すなわち，生き残るために価値がある）ものでした。新しい場所，風景，アートギャラリーやその他のものを見る機会は膨大でしたし，そこには新たなアイディア，新しい顔，新しい知り合い，そしておそらくは新しい友達というボーナスまで付いてくるのでした。

　そのような「サーキット」の一つに乗っかることは難しいことではありません。私は，若手で内気な精神療法家たちに，そのようなことは決して起こりえないと思って，控えめになったり，躊躇したりすべきでない，と言いたいです。自分が興味をもっているテーマを選び出し，それについて論文を書き，周りの人々と，そのテーマについて話したい——多分他のテーマについても話したい——人に，そのことを知られるようにすることです。そのためにはごくわずかの自信が必要でしょうが，厚かましくなったり，しつこくなったりする必要はありません。私たちはここにいると，どんなに多くの治療者たちが，頭の中にほんの少しだけ異なったアイディアをもった新顔を歓迎するかを，知らないのです。

　そのうえ，英国から臨床家を招くたいていの外国の精神分析協会は，英国人より才能に恵まれていて寛大なだけでなく，まず一番にお金のことを話し合うことに，英国人ほど夢中にならないのです。私たちを歓迎してく

れるという観点から言うならば、たとえば、オーストラリアには12名の協会会員しか居らず、1989年に私が訪ねたときには、アデレード精神分析協会には、一人しか研修生がいなかったこと、ブリスベーンにはたった一人の精神分析家グレゴリオ・コーホン（Gregorio Kohon）[訳注6] しか居らず、他にはオーストラリアで訓練を受けた一握りの精神療法家とサイコロジストしか居なかったことを思い起こす必要があります。力動的な精神療法の新しいアイディア、あるいは単に新しい視点に対する渇望は物凄いものです。合衆国では、精神療法家は決して孤立しているわけではありませんが、彼らは、古い素材に新たな視点をもたらしてくれる英国からの訪問者に会うことを非常に喜んでいるように見えます。彼らは、資金の提供においても気前が良いのです。だから、自分の技能について余りに引っ込み思案であることはありません。できる時に、できる場所で、それを効果的に活動させましょう。そうすることによって、あなたの生き残りはより強められることになるでしょう。

家　族

　臨床や、すべて精神療法と何らかの関連があるたくさんの講演やカンファランスや、会合といった踏み固められた道筋を外れて、あちこちに旅行したり、脱出するというテーマを話してきましたが、最後に、自分の家族と良い関係を維持することを含めておきたいと思います。子どものいない治療者にとっては、子どものいる家族のメンバーとの良い関係を維持するということです。もちろん、友達でも、同じ種類の楽しみを提供してくれるでしょう。私は、年老いた大叔父さんやあまり行き来がない従兄弟を訪問すると、情緒的に得るものが大変多いといったことを言いたいのではありません。しかし、兄弟姉妹との安定した良い関係は、すべての共有された記憶とともに、その人の人生の全体をカバーする（兄弟姉妹はそういうものです）ものであり、その人の世界のうちで、もっとも心地よい場所を占めることができるでしょう。

　　訳注6）　オーストラリア出身の独立学派の分析家。英国でトレーニングを受けた。

私個人は，伯母であることでとても満足しています。伯母であるということは，親であることに伴う心配も責任も何も負う必要がありません。そのような心配や責任は，第二次大戦後，あえて家族を持とうとする人にとって，何倍にも増えたように思えます。その一方で，伯母であることによって，彼らにとって特別な人物でいることの面白味はもれなく味わうことができます。そして，彼らが成長したときには，それぞれと親しい関係を持つチャンスにも恵まれるのです。

　名付け親になることは同じような満足を与えてくれるでしょう。私の友達の何人かは，私を名付け親にしてくれましたが，私の場合は単に儀礼的なものであると何とか大目に見てもらっていたので，子どもたちに精神的な（spiritual）価値を創り出すようなものではありませんでした。特別な関係に限定されて名付け親になることは，とても喜ばしいことであり，得るところが大きいものでしたが，私は何年もの間，こうした子どもたちとの関係をとことん楽しんできました。私は彼らをここに含めることは妥当だと思います。というのは，ほとんど座りっぱなしの生活を送っていて変化を大いに必要とするのは身体ばかりでなく，心や魂（spirit）もまた必要とするからです。朝から晩まで，絶えることなく精神療法に没頭していることは，私たち自身にとっても患者たちにとっても良いことではありません。私たちが，自分たちの見解や思考を歪められたほどに狭くしたいと思うのでなければ，私たちに差し迫って必要なのは変化を育み養うことです。そして，もし私たちに子どもがいないならば，子どもとの，ためにもなり豊かにもなる影響を及ぼす触れ合いは，もっとも爽快な経験の一つとなるでしょう。

一人でいること

　私がしょっちゅう一人で旅をしていることを伝え，そのことを大いに楽しんでいることを示すことに対する特別な反応として，何度も生じることがあります。これはずっと大きなテーマ，すなわち一人でいることと関連しますが，これは私にとっては，一つの選択に相当します。

　私がここで取りあげる反応は，ある種の驚きであり，また，しばしばあ

る種の不安です。人々がこのように反応することは反対に私にも驚きですが，今となっては，それに慣れるべきなのでしょう。人々はしばしば，私が一人で旅行することで「怖いと思う」ことがあるのではないか，そういうときはどうするのかとにじり寄ってきて質問してきます。私もまた，そうすることがあらゆる観点から，たいへんに楽しめることだと言っても，彼らが私のことをまったく信用していない，という印象をしばしば抱きます。そういう人たちは，私が不利な状態で最善を尽くしているのだと考えるのでしょう。それは的を射ていませんが，私はその点を強く主張しようとは思っていません。その人たちは，自分たちの見方を確信しているので，私の見方に想像的に同一化することができませんが，私は防衛的だと思われても，余りに反抗的と思われても，意に介しません。

　もっと大きな質問，その方が私にはより興味深いのですが，おそらくはたずねることもいっそう難しい質問は，人生の全体を一人でいるという選択についてです。自立という選択，この力強いがぼんやりしている概念が意味するものは何かを見出そうとしてもがき，最初のころの自分の思いを実行しようとしたことは，良く考えた結果の行動でした。

　今私たちがその生き残りの方法を検討している治療者というものに，自分がなるはるか前から，私は自分にとって一人でいることが喜びを持って生き残る手段であるという直感に従ったのでした。私はこれが少数派の意見であり，**私の**選択であることを強調しています。しかしながら，精神療法家の世界では，そういう個人が存在していることを，私は知っています。1970年代に，意識的な固定観念のように感じていたことが，自分の周りの世界の中で，特に女性たちの間で起こっていたことに無意識的に影響されており支持もされていることに気づいたときには吃驚しました。私がここで言いたいのは，ライフスタイルについてであり，人生という旅についてですが，これはほとんど女性に特有なことであることが後で判明しました。女性の治療者たち——今日ではかなりの多数派を占めている——は，20世紀の女性に特別な旅をかなり先に進んでいる仲間たちの誰かから寄せられたニュースを，すぐさま理解するだろうからです。私は，男性の中には孤独な行路を選ぶ人はいない，ということを言おうとしているのではありません。そういう人もいるのですが，数としては，女性よりずっと少ないの

です。

　根本的に孤独な人生を個人が好むことには，たくさんの異なった起源があるに違いありません。私は，ただ単に「自立」と言うのではなく，孤独を強調することは尋常ではないことと思います。実際のところ，先に言及した治療者たち以外にも，同じ境遇にいる人々を私は結構知っていますが，気のあった者同士にある特別な資質を認識すれば，そのようになるのは自然の成り行きであると私は思います。

　これは**現在進行中**の選択であり，成人期の初期，すなわち若者の時期になされる選択です。若者の時期はライフスタイルの選択がもっとも自然になされる時期であり，様々な選択肢がもっと自由に手に入る時期です。しかし私たちは，年月が経過するうちに，同じ選択を無数の異なった文脈で繰り返し行っていることに気づくでしょう。旅行についてはすでに述べました。他の事もあるでしょう。それらは明けても暮れても続く生活についてのことであったり，人生の中で何かをやるという思いがけなく生じたに過ぎないことであったりしますが，私が言いたいのは，一緒に夕食を食べに行ったり，誰かと数日過ごしたりするといったことではなく，もっと時間を要する，関わりの深い出来事のことです。たとえば，長期のプロジェクトに関わるとか，別の人と住居を共有するとかということであり，もちろん「人と関係をもつ」こともふくまれます。原則的に一人であるライフスタイルだからといって，愛と関係を求める明らかに葛藤的なニードが実現されることが閉め出されるわけではない，ということを人はなかなか理解できないものです。

　私が話しているのは**選択**についてであることを再確認しておいた方が良いでしょう。一人で生活しながらも，そのことが好きではなく，その生活を選択したのではない人たちもたくさんいます。その一方で，私たちのように，その選択にとても満足している人たちもいるのですが，このことは説明するのに多言を要しないでしょう。

　繰り返し起こる困難は，自立の状態を変更するようにと，様々な方向から強力な圧力がかかることです。変化を迫る圧力は，自分の内部からも，また外部からも生じます。内部からの圧力はワークスルーする必要があり，そこでは，明確に選んだという感覚が，大いに役立つでしょう。自分がこ

の生き方を守りたいと欲していたのであり，今でもそうであることに徹底的に気づくためには，たくさんの分析，自己分析，さらには通常の精神活動を大いに行う必要があったのでした。

　私がすらすらと表現することができ，最も抵抗なく受け取ってもらえる理由は，自分の仕事を反省して消化するためには，一人でいる時間がたくさん必要だということです。力動的な治療者というものは，高度に精神的圧力を受けているので，私は，自分の精神的な元気回復の源泉を維持するために，面接室では提供されることがない平和と沈黙を必要としていることを見出したのでした。もちろん，少なくともパートタイムの仕事を続けながら，家族を持つことに成功している治療者も，たくさんいます。

精神療法協会のメンバーでいること

　精神分析的精神療法は，私のように，生来組織が苦手な人物，同じ考え方をもっている人たちの仲間を提供する協会の一部分になることで，喜びとサポートを引き出すことがない少数の人たちをよく保護してくれます。しかし，多くの人々にとっては，たくさんある組織の一つないしいくつかに所属することは，支持や，友情や，気晴らしを得るための，広く一般的に受け入れられた方法です。どんな興味対象——一般的なものであれ，秘密のものであれ——であるにせよ，それを共有するクラブが作られるのです。

　精神分析家として資格を得ると，人は自動的に，自分が訓練を受けた協会のメンバーとなります。その組織が召集する多数の，様々な会合に参加するようにと，強い圧力がかかることはありません。なぜならば，参加したいと思う同僚がいつもたくさんいるからです。私が，「保護」ということで言いたいのはこういうことです。メンバーは，会合に参加することが求められますが，いったんメンバーになってしまえば，その義務は耐え難いものではないのです。しかし，もしあなたが精神分析から受け取ったものによって精神分析に対する感謝の気持ちがあるならば，たくさんある精神分析的精神療法の協会のなかで，自分の所属する，そして/あるいは別の組織のために働くことによって，何某かを返したいと思うでしょう。精

神分析的な治療者，中でも精神分析家は，（大部分は仲間内で）並外れてパーティを開くことが好きなように思います。そして，一人でいることを決めた者にとって，そのようなパーティが楽しいことはないので，私はそういう場は避けるようにしています。しかし，私は過去25年にわたって，訓練の委員会や運営委員会のいくつかに関わってきました。振り返ってみると，ロンドン精神分析クリニックの所長を10年間務めたことは，とても挑戦的で，魅力的で，常に楽しいものでしたし，理事会のメンバーとの友情とともに，多くの素晴らしい記憶が生き残っています。

　組織内にいることによって，特に高度に専門化された組織にいることによって初めて，私がより孤立した人でいつづける重要な特性の一部分が理解されるようになったのでした。そして，それは私にとっては，生き残る上でとても価値があったのです。程度はおそらく非常に違うでしょうが，こうした組織の多くには，人間の本性にある傾向として，分裂して「悪いもの」をグループの外に投影することで，グループの中に建設的に含みこむことが困難なアンビバレンスを調整しようと試みる防衛的な側面があります。ほとんど当然のこととして，グループは，内部にも，他のグループと関連して外部にも，ヒエラルキーを構成し，競争が始まります。不幸なことに，協会の中に二つ以上のはっきりとしたグループがあり，理論とその実践に関しておそらくはラディカルな，しかし抑制された意見の違いがある場合には，一つの全体的な組織の境界の内側で，不自然な，妄想的な雰囲気が生じるでしょう。

　この現象が，精神分析協会，精神分析的精神療法の協会でまったく驚くほど当てはまるという事実を受け入れなければならないのは，悲しいことです。治療者となるために必要な訓練について述べる際に，私は，精神分析と精神分析家に対する理想化の減弱が，早く起これば起こるほど良いということを，すでに述べました。しかし，資格を受ける際には，精神分析に対する理想化は，依然として強いだろうと思います。しかし，少なくとも，このテーマ，すなわち人間のパーソナリティについて熱心に研究することが，洞察を倫理的なものとして，特に自己の発達を継続させるものとして，最大限利用することを奨励することが期待されるでしょう。しかし，それでも，精神分析的な治療者は，良い人である，あるいは少なくとも大

部分の人たちよりも多少はましであって欲しいという願望はあるでしょう。

　私は、これがただ単に子どもっぽく乱暴な考えだとは思いません。しかし、私は、心がどのように働くかを余計に知ったところで、倫理的に私たちがより敏感になることも、より強くなることもないということを知っています。英国の精神分析家ネヴィル・シミントン（Neville Symington）訳注7）は、完全で徹底的な精神分析の結果として生じるのは自我の弱体化、傷つきやすさの増大、個人にとって自己愛の比重が増すことであるとしばしば考えていると、大胆にも語っています（Symington 1990）。長く観察してみて、私も彼の考えに同意します。

信じること

　私は深く確信しているのですが、そしてこの信念を支持する経験を何年間も続けているのですが、ただ単に私たちが行っていることに確信（faith）訳注8）ばかりでなく、精神分析に根ざしているのではない日々の生活における実用的哲学（working philosophy of life）に対する確信を育むことによってもまた、シミントンがまとめたような、精神分析によって生じる好ましくない結果を少なくすることができるでしょう。『ベツレヘムに身を屈めて歩くこと』を書いて以来、私にとって、信じること（faith）は何回も繰り返しあらわれてくるテーマとなりました　（Coltart 1985）。しかしながら、私が言っているのは、キリスト教の信仰を意味する大文字の信仰（Faith）ではありません。少なくとも、キリスト教に条件付けられた私の心の中では、そうです。この点を明確にする必要があるでしょう。というのは、私の考えは信仰とは何かということに関する皆の見解とは一致しないからです。信仰がそもそも人々に何らかの意味があればの話ですが。

　治療者としての信念は、私たちが毎日行っていることですが、とても重

訳注7）　独立学派の分析家で、Tavistockでトレーニングを受けた後、現在はオーストラリアで活躍している。

訳注8）　faithは、この章の後半のキーワードとなる言葉であり、ニュアンスとしては強い信念を持つことなのだが、この言葉の持つ幅広い意味を一つの訳で表現することは出来ないので、文脈によって、信じること、信頼、確信、誠意、信仰などと訳し分けている。

要なことであり,「記憶することなく,欲望することなく」というのは,それの一つの表現に過ぎません。しかし,それこそが私たちの最も貴重な持ち物なのです。というのは,それがなかったなら,私たちは混乱や,知らないということや,絶望の中で,しばしば方向を見失うだろうと思われるからです。何故ならば,私たちは不幸な人々,自分たちを魂の暗闇を通して助けて欲しいと,畏敬の念を起こさせる信頼――信じること(faith)――を私たちに向けている人々と,延々と続く関係にあるからです。

　もし,治療者として健康で幸福な生き残りに役立ちたいと願うなら,私たちは自分たちの仕事の中にある,二つの並行した信頼(faith)を高めていく必要があります。人々は,(大部分の人々はそうでしょうが,)精神療法とは一体どんなものなのか大して知らないのにも関わらず,信用して自分たちを,自分たちの治療者として,私たちの手に委ねるのです。その際に,彼らは,文字通り人間としての**私たち**を信じているのです。経験を通してしか,彼らのこの信頼が正当なものかどうかの判断を下すことはできません。治療者としての経歴の始まりにあっては,私たち自身に対する信頼は,当然のことながら,こうした人々と上手くやって良い治療者になりたいという私たちの願望と意図とをただ信じることからのみ発生します。私たちが持っていて当てにすることができるものといえば,この仕事が天職であるという自覚,強い動機づけと,自分自身が治療を受けた経験だけです。その経験には,自分の分析家あるいは治療者の持っている自信に対する同一化も含まれるでしょう。患者たちに対面して,自分の経験不足と無知に気づいたとき,ある程度不安になるのは現実的なことでしょう。その際に私たちを支えてくれるのは,それを活用する訓練を受けてきた治療プロセスに対して並行してある信頼ですが,この信頼は,臨床実践を通して,速やかに発展するものです。おそらく,当初は私たち自身に対する信頼より早いでしょう。ゆっくりと成長する自分たちの技量を信用するようになるまでは,自分たち自身に対する信頼は希薄なものでしょうし,大体は忍耐と希望によって維持されているでしょう。最終的に,資格を取っておよそ10年ほどすると,私たちは,治療プロセスに対する信頼が,自分たち自身に対する信頼が高まるまで,私たちを動かしてきたことに気づくでしょう。やがてその両者は混ざり合い,不安が薄れ,意識することのなく

リラックスしていることが私たちの仕事の基調となるのです。

私たちの中には，精神療法の実践の傍ら，倫理的な哲学か，宗教的な規律を発展させることが必要だと感じる者もいるでしょう。特に，精神分析に哲学的，あるいは宗教的な価値を付与するという罠を避けなければならない場合——これはフロイトがわざわざ警告している過ちです——に感じられるでしょう（Coltart 1993）。

精神分析的な文献がほんの少ししか刊行されていなかった時代には，フロイトが書いたものは，臨床家ばかりでなく，それに興味をもった人々に読まれました。それどころか，19世紀の後半に，ディッケンズの小説の各巻の刊行が，熱心に待たれていたのと同じように，読まれていたのです。フロイトの独特の無神論は，英国の文化にかなりの影響を与えました。その英国の文化においてキリスト教は，ユダヤ人を除くと，80年前には今日よりはるかに行きわたっていたのです。最近，私はフロイトの再読を特別な視点から始めていますが，彼は宗教をかまわずそのままにしておくことが出来なかったという印象を受けます。彼には，原始的な形で宗教的な気質が見られるという印象すら私はもっています。その一つの兆候が，宗教に魅了されていることであり，それを受け入れることも，無視したりすることもできないことです。この行ったり来たりする動きは，フロイトが記載した糸巻き遊び（いない－いた）のように，彼が書いたものの中に，周期的に散りばめられています。宗教は，確かにフロイトを悩ませました。彼が，ただ，「弁明する気も，説明する気もない」と言いさえすれば避けて超越することができた攻撃や論争がどれほどあったかを考えれば，それ自体が重要になるでしょう。

精神分析の問題は，それがとても規模の大きなテーマであり，また私たち自身という世界の中で最も興味深いものに対する骨の折れる研究に完全に没頭しているものであるために，たくさんの解釈をする余地が出来てしまったことであり，それには宗教的なものも含まれるということです。精神分析に宗教的な意味を与えてしまっている証拠としては，精神分析に対する狂信的とまでいえる献身や，それに排他的に没頭してしまうことや，ある特定の人物や技法を万能的なものと見なすことや，真実を保有する能力が備わっているのだという盲目的な確信などが含まれます。これらは皆，

信仰の範疇に含めるのが妥当な態度でしょう。私は逆説的ですが，このような事態は精神分析の力がその本来の領域で低下し，歪められていることを示していると思うので，論理的にその代替となるものの方向に進みたいと思います。それは，精神分析で**はない**人生の哲学，生き残る上で必須のものを提供してくれる人生の哲学に対する治療者のニードです。

「良いもの」，たとえば，正直さ，統合性，感受性などを促進し，「悪いもの」，たとえば，嘘をつくこと，盗むこと，騙すこと，他人を犠牲にして自分に没頭することなどを減少させることは，治療に必然的に伴うことですが，これはまた，世界中に広がる宗教的な，また哲学的なシステムの実質でもあります。相違点は，精神療法を行う動機は倫理的な圧力を行使しようとするものではなく，癒そうとすることだということです。技術をより洗練させようとすることによって，私たちは，自分たち自身の発達ばかりでなく，他の人たちがより明確で，より自己欺瞞の少ない心に到達し，これまで以上に自分自身に対する責任を取ることを援助することが可能になるのですが，これは「良いもの」であろうとする方策ですし，倫理的な秩序にはまり込んでしまうことになりかねません。

宗教と精神分析

世界に遍く宗教があるということは，人類がただ自然のままであることで「良いもの」となることは簡単ではないことを見出したということでしょうし，システムを適用し，その教えと規律の元で生きようと試みることによって助けられたということでしょう。今日，このことは，未だかつてなかったほど起こっていることですが，このニードに精神分析が答えることはありませんし，［精神分析があったからといって］私たちが倫理的な問題に対して誰もがするような格闘をしないですませられることもないし，そういう問題に対して日々の解決がより簡単になるということもありません。

私は，人々は通常，自分を超えた権威を探し，歓迎すると思います。精神分析の基本的な用語を用いて説明すると，そうした権威は，イドのわがままで自己中心的な衝動と，超自我の過酷な批判と，外的世界の要求に対

する自我の普通の人間としての格闘に援助を与えるでしょう。神聖なものであろうとカリスマ的なものであろうと，システムの中で，ある人物に傾倒したいというニードをもつ人々はたくさんいるでしょうし，服従と従順の見返りに，愛され世話を受けることをおそらくは望んで，権威に依存することに憧れている人だっているでしょう。

こうした強力な人物に対するニードの中に，神というものの発明の骨子を見ることができるでしょう。また，ユダヤ教，イスラム教，キリスト教といった偉大な一神教の力を，こうしたニードに帰することが出来るでしょう。こうしたニードの反映を，精神分析のような強力な非宗教的システムの中に見ることもできるでしょう。それに基づくすべての組織は，どんなに民主的に構成されていようとも，傑出したカリスマ的な人物たちを生み出すでしょうし，そうした人たちの周りには異なった思想——教義も同然の——を持ったグループが出来上がり，そうした人たちは彼らの死後も忘れられないで，尊敬にも匹敵するまったくためらいがない献身が捧げられるでしょう。

精神分析的な治療者が神を信じることは困難かもしれません。私は，いくつかの隙間や脱落に対応するためには，相当な頭の体操が必要になるのではないかと思います。しかし，まったく疑いもなくこのことを達成して，自分たちが到達した，あるいは受け入れた定式化にすっかり満足している治療者もいるのです。私は，そのような人をロンドンでも幾人か知っていますが，その人たちの大部分は神秘主義的なユダヤ教徒で，ハシディズム[訳注9]の傾向がある人たちです。アメリカには，精神分析を実践している集団のなかに，キリスト教の伝統主義者の小さなグループがあります。

ずいぶん昔に，私は，「神の形をした間隙」[訳注10]という言葉を聞いたのですが，その言葉が大変気に入りました。私はフロイトが無神論者で，彼の教えが違った観点から［宗教を］見せてくれたからキリスト教徒であることをやめたのではありません。私は，信仰している人々の間では「信仰

訳注9）Hassidismは，ユダヤ教神秘主義の流れを汲んだユダヤ教大衆運動。Israel ben Eliezerによって，18世紀にポーランドで始められたもので，カリスマ的指導者と集団的陶酔を特徴とする。正統派と異なり，カバラを重視し，敬虔主義とも言われる。

訳注10）God-shaped gapまたはholeと呼ばれる。人間の心のなかには本来的に神への渇望があるというキリスト教の考え。

第8章　余暇と生活　153

心をなくす」と呼ばれるプロセスをすでに通過していたのです。これはまったく突然起こったことでしたが，その経験をする以前に，ずいぶんと準備段階があって，内省的なプロセスが先行していたことは明らかでした。その経験は，信仰で用いられる信じること（Faith）と，治療プロセスや自分自身を信じること（faith）の違いをありありと描写するものでした。神や超自然的な規範に対する信仰は一瞬で失うことが出来ても，自分や治療プロセスを信じる気持ちを回復不能なまでに突然「失う」ことはありえないことです。人には，低迷することや，突然決意することもあれば，抑うつや不安に揺り動かされる時期もあるでしょう。しかし，そうしたものが根拠があるもので，確かめられたもので，世俗的な性質のものであれば，それを維持するために暗闇で跳躍するようなことは必要ありません。しかしながら，信仰の環境の中で育てられ，大人になるまでそれを実践してきた人にとっては，倫理的な発達と人生の哲学の大部分に関しては信仰次第のところがあるでしょうし，それを全部失いたいとは思わないでしょう。それらはすでに非常に統合されたものとなっており，私の場合には，分析を受けている間も続いていましたが，それを支える基盤としてのキリスト教信仰はなくなっていました。［分析を受けていた］その7年間は，魂の面で（spiritually）言うならば，ある意味で荒廃した時期だったでしょう。彼らが明確に語っていたのは，精神分析は，良く機能している信仰の代替物とはなり得ないということでした。

　精神分析は非常に興味が持てるものであり，私は完全に精通していると感じていますが専門的技術として高く評価しています。精神分析はまた，私に，自分の精神の傷ついた部分を修復する機会を与えてくれました。私は今でも，精神分析は健康に，そして長期にわたって生き残ることに，強力に役立つものと考えています。私と同じように感じている分析家はたくさんいると思います。精神分析は，その訓練の根本的な特徴として，自分自身が分析を受けることをすべての者に義務付けています。そして，将来の治療者となる人々のうちのかなりの者たち——その者たちはしばしば才能はあるものの，精神的な悩みを持っているのです——は，良い治療によって言ってみれば「暴かれる」ことを歓迎しているのです。自分の分析を最大限有効に活用できない研修生は，自由と喜びと創造性の感覚が拡大する

に従って，生き残ることがますます困難になるのではないかと，私は疑っています。折角のチャンスを無にしたことへの悔恨，心の癒されていない領域から生じる痛みが，自分の利益を省みないという最も大事な感情を妨げる可能性があります。

　私にとって，分析を受けることの興味は，私がキリスト教の信仰を改めて失ったのはどうしてだったのか，ということを吟味することと関連していました。それは，教会へ戻りたいという郷愁に基づいたセンチメンタルな誘惑に対する防波堤を強化することに，確かに役立ちました。私は，生まれて間もない赤ん坊ですでに観察することができる，「良い」ものと「悪い」ものを，「自分」と「自分でないもの」に分ける傾向は，人間に本来備わったものであることを明確に理解するようになりました。それが自己にとって耐え難いもの，禁止されたもの，困難なものであっても，どこかへはやらなければなりません。それが，養育と栄養を得たいという条件反射的なあこがれ――それはもっとも激しく求められる崇高な他者との合体を究極において求めるものでしょう――が合併することによって，強力で，頼りがいがあり，権威のある神が作り出されるのです。宗教的な文脈では，「悪い」ものの多くは世界に出て行くので，自己に留まるのはその一部分なのですが，それらの大部分は神に投影された「良い」ものによって和らげられ，許されるのです。このように言うことで，信仰の本質的に原始的な下部構造をよりいっそう露わにすることが出来ると思います。

　自分が受けた分析で最も価値があったと思ったことは，信仰の源泉についての理解が徐々に拡大したことであり，その結果として，知識を持った上で自己の責任を果たすという感覚が深まったのでした。これは，精神分析と仏教が共有する特徴の一つだと思います。そして，私が仏教（唯一つの無神論の宗教システムです）に出会ったときに，即座に引きつけられたのも，そのためでした。

仏教と私

　私は，神に向かって祈ること――これは活動しているキリスト教徒の重要な構成要素です――の代替として最良のものは，瞑想ではないかと思う

ようになりました。それ故，瞑想を教える組織はすべて，探索すべきものとして注意標識がある領域となりました。私が参加した，週末に集中して行う瞑想のコースは，タイで訓練を受けた，英国ではたった4人しかいない西欧人の上座部仏教^{訳注11)}の僧侶によって行われたものでした。私はとても幸運でした。というのは，良い瞑想の先生に出会うことは，自分の性分にあった，良く訓練された分析家に出会うのと同様に重要だったからです。私は彼から，仏教の瞑想の二つの重要な形式の，基礎的な原理を学びました。それは「呼吸することを観察すること」と「思考を眺めること（観照）」でしたが，そうすることで本当に集中することができるので，私は今日までそれを続けてきています。

　これを実行することが，私が楽しみながら生き続けることにどれほど貢献しているかを評価することは難しいと思います。私はこの瞑想と，精神分析を受けたことの今尚続いている影響が混ざり合って，私の人生の残りを生きることに強力な基盤を提供してくれていることを疑っていません。このブレンドの強さは，私にとって，計り知れない価値があります。私には，一方で精神分析，もう一方で仏教がお互いに双方の潜在力を継続的に高めあっていることは感じられますが，何らかの不協和音が起こっていることはまったく聞き取れません。

　仏陀は神ではありませんでした。彼に超自然的なことは何もなかったのでした。彼の教えはすべて，自分の心の働きについて，何年間も思索を続けたことの成果でした。仏陀は機敏な心理学者だったのであり，仏陀が語ったことを口述筆記したもののあるものは，臨床的なことと理論的なことを織り交ぜたフロイトの論文を思い起こさせると私が言ったとしても，事実を捻じ曲げたことにはならないと思います。仏陀は個人的なエピソードを語ること（「臨床的な素描」）を好んでおり，翻訳された言語の中に古語が混ざることを許容しており，フロイトが自分に認めたよりもさらに意識的に倫理的な立場を認めていましたが，二人は相当似ていると思います。

訳注11）Theravada Buddhismは，かつて小乗仏教と呼ばれていたこともある仏教の一派で，釈尊によって定められた戒律と教え，悟りへと至る智慧と慈悲の実践を純粋に守る姿勢を根幹にすえてきた。現在は東南アジアを中心に広まっており，それらの国がかつて欧米の植民地だったこともあって，欧米では良く知られている。瞑想と修行の形式を重んじる点で，精神分析とも共通する要素があるように思われる。

仏陀もフロイトも，双方とも，素晴らしい教師でした。単純で明確な言葉遣い，聴衆の注意を引きつけること，豊富な臨床的な描写，それが当然のことと彼らが思った場面では辛らつであることを避けないこと，常に私たちの心理的理解を増すという目標から逸れないこと，これらはすべて双方に共通する要因です。自由連想的な内省——力動的な治療者はセッションの中で，仏教徒は瞑想の中で行っていますが——は，自分の自己や感情についての，よりいっそう深くより複雑な知識へと私たちを導きます。また，私たちの精神が，自らを守るために（psychic defence systems），いかに自分を偽りうるかということについての知識も深めます。洞察はゴールですが，新しい洞察に基づいて，行動に変化が起こります。精神分析的な変化は，仏教の修行に比べると，より無意識的に起こります。しかしながら，その変化はずっと積極的に表現されます。仏教徒の目的は，主に，条件付けられた反応，特に貪欲さ，吝嗇(りんしょく)，固執から自由になることです。精神分析と仏教だけが，私たちが現実的に不愉快な習慣や考え方にしがみついているという疑いようがない心理的な事実を理解する唯一のシステムです。双方とも，そのように苦痛で不合理な行動から自由になる技術を，私たちが身につけることを手助けするのです。

仏教は難しく厳格なので，快適なことはまったく何もありませんが，私たちをとても満足させてくれます。仏教の魅力的な側面の一つは，他のすべての条件付けられた感情の中で，特に罪悪感を強調するということはないことです。罪悪感はユダヤ教とキリスト教にとっては根本的なものです。それ故，罪悪感は西欧文明と，西欧における心理的発達に強力な影響を及ぼしています。どのような方向付けを持っているにせよ，すべての臨床家は，意識的であれ無意識的であれ，罪悪感が西欧の精神病理の中核にあることを知っています。膨大な量の治療的な創意が，神経症的な罪悪感を解き放って消滅させることに注がれていますが，その罪悪感自体が，超自我の指示から逸脱した結果として起こったものです。洞察を通して罪悪感を消滅させても，心の平安が得られるわけではない，ということがしばしば起こります。償いの，あるいは罪の償いの衝動は，解消されるのに先立つ，あるいは完全には解消されていない罪悪感を埋め合わせるためだけに，満たされる必要が生じてきます。

仏教の心理学では，罪悪感はたくさんの一時的な感情の一つに過ぎません。そうした感情はすべて，習慣や状況に依存しているので，ある特定の感情が，別のものより比重が重い，ということはありません。それ故，自己非難に自虐的に耽ることもなければ，芝居じみたように胸を叩くこともなく，「私の間違い」という態度を取ることもないのです。確かに，最初のうちは慣れることはとても難しいのですが，これは西欧人の心には，最もあきらかな救いの源となるでしょう。神経症的な罪悪感とその結果に占領されてしまっている巨大な精神構造の代わりとして，仏教の心理学では，「罪」であるとか罪悪感の源泉について語るのでなく，「魔」と呼ばれるものについて語る項目が，教えの中にあります。そうした魔には，怒り，羨望，貪欲，怠惰，疑惑が含まれますが，それらは本来的に「悪」であったり，罪悪感を覚えたりするようなものではなく，苦しみの源泉となるものであり，洞察を通して適切に取り組まれたならば，フロイトが「神経症者の惨めさ」と呼んだものを解消することに結びつくかもしれません。

　修行の中核にあるのは，心を澄まして，自分を知ること，真実，理解へと開くように目論まれた型にはまった瞑想です。心配や考え続けることは脇に置いておいて，ある種の，空っぽだが覚醒した静けさが目指されます。そうすることで，洞察が湧き出て，それを巧みに働かせるために最も適した状況が生まれます。私たちには，気味悪いと思いつつも耐えていたり，あるいは自分の性格の本質的な要素だとして大事にしてさえいたりした自分にとって望ましくない，不必要な性質がありますが，それらをもっと気楽に眺めることが出来るようになるでしょう。そうなると，そうしたことを自由にすることができ，私たちの内的な孤立，すなわち心の平安が増大し，捉えがたい苦しみからより自由になることができます。そして，このプロセス全体を支えるものが信念（faith）です。精神分析においてそうであるように，このプロセスが**機能する**のは信念があるからです。

　私の主張したいことは，私たちにとって信念が必要だということです。仏教にしても精神分析にしても，すぐに信じ込む傾向という意味での信念は必要とはしていません。新約聖書では，「信仰とは，望んでいる事柄を確信し，見えない事実を確認することです」と述べられています。ここで聖パウロが述べているのは，暗闇で跳躍するような，ある種の不合理な信

仰についてです。大文字のFで始めなければ，この信じること（faith）を言い表すことはできません。私たちは，現実の根拠がまったくないもの，それを期待することがまったくできないものを信じることを求められているのです。仏陀はしばしば，「私の言ったことをそのままに取らないように。自分自身で考えてみるように」と語ります。彼は，プラグマティックな感覚と経験に訴えかけます。彼は，大文字のFで始まる信じることを課しては来ません。彼が求めるのは，彼の教えに描かれたプロセスを，私たちが個人的に確かめることに基づいた信じることなのです。

私は，自分自身の生き残りには非常に重要なことであるとしても，何かを大げさに推奨しようとしたり，説教したり，教義上の説明をしようとは思っていません。私が，知ってもらえると嬉しいと思うのは，仏教と精神分析理論の両立可能性です。治療者として，また仏教徒として，私たちは倫理的判断をするようにとは求められてはいません。求められているのは心理的判断だけです。私たちは静かに，しばしば沈黙して，しばしば瞑想のときそうであるように，座ります。私たちがともに座っているのは，誤った愛着に根ざした彼らの苦しみを和らげるために，また，彼らの不幸に付け加えられた妨害を軽減するために，もっと創造的な方法で彼らが自分自身を知ることを援助する目的で，私たちが手を尽くしている人々なのです（Rahula 1982）。

精神療法家としてのあり方

患者たちは，私たちが言ったことを理解したいと望むでしょうし，私たちは理解できるように**すべき**です。私たちの論理がどんなに直感に基づいたものであるにせよ，そして純粋な直感が推奨されるにせよ，私たちは，自分たちが行っていることによって不必要な苦しみを生み出す患者の論理を，患者とともに解きほぐすことができなければならないでしょう。洞察は，理解を伴うことなしに機能することはないからです。私たちは，私たちが取り掛かるゆるやかで，複雑で，込み入ったプロセスに対して信念を持って臨まなければなりませんが，患者たち，あるいは私たち自身のいずれかが，私たちがあたかも全能の神であるかのように，理性的でない信頼

を私たちに向ける必要はないのです。

　治療者としての私たちは，孤独でありつつ一時的に極度に私たちに依存的になっている人々とともにあるという，孤立しつつも，特異な生活を送っています。それゆえ，全知の状態，全能の状態というこの仕事に伴う二つの最大の職業上の危険に滑り込むことは致命的なまでに簡単なのです。自分自身の技術を継続的，批判的に検討しておくこと，患者と治療のプロセスに対する尊敬の気持ちを失わないことだけが私たちを救うのです。仏教徒の修行にも信念が必要です。それは本当にゆっくりとしか「働き」ませんし，そうするためには揺るぎのない注意が必要です。そこで求められる信念は，精神療法で求められるものと同じです。

　私は，信念というものが，私たちがどのように生きるかを選択する上で重要なことを示しました，示すことができたと願っています。つまり，私たちの仕事の深い部分においても，また仕事の合間の気分転換の空間においても，信念が自由と喜びを作り出し，そうすることで健康な，楽しみながら生き残ることに，常に寄与していることを示すことができたと願っています。

参考文献

コルタートによる，さらに学びたい人のための図書目録

Alvarez, A. (1971) *The Savage God*. London: Weidenfeld and Nicolson.
Balint, M. (1968) *The Basic Fault*. London: Tavistock.
Berke, J. (1989) *The Tyrany of Mslice*. New York: Knopf.
Bollas, C. (1987) *The Shadow of the Object: Psychoanalysis of the Unthought Known*. London: Free Association Books.
Clotart, N. (1992) *Slouching Towards Bethlehem and Further Psychoanalytic Explorations*. London: Free Associtaion Books.
Freud, S. (1911) 'Formulations on the two principles of mental functioning'. S.E. vol. XII: 218-26.（井村恒郎訳　精神現象の二原則に関する定式　フロイト著作集6　人文書院　1970）
────(1912) 'Recommendations to physicians practicing psychoanalysis'. S.E. vol.XII: 111-20.（小此木啓吾訳　分析医に対する分析治療上の注意　フロイト著作集9　人文書院　1983）
────(1913) 'On beginning the treatment'. S.E. vol. XII: 123-44.（小此木啓吾訳　分析治療の開始について　フロイト著作集9　人文書院　1983）
────(1914) 'Obserbations on transference-love'. S.E. vol. XII 159-71.（小此木啓吾訳　転移性恋愛について　フロイト著作集9　人文書院　1983）
────(1914) 'Remembering, repeating and working-through'. S.E. vol. XII: 145-56.（小此木啓吾訳　想起，反復，徹底操作　フロイト著作集6　人文書院　1970）
────(1917) 'Mourning and melancholia'. S.E.XIV: 237-58.（井村恒郎訳　悲哀とメランコリー　フロイト著作集6　人文書院　1970）
────(1917) 'The Ego and the Id'. S.E. vol. XIX: 12-59.（小此木啓吾訳　自我とエス　フロイト著作集6　人文書院　1970）
────(1927) 'The Future of an Illusion'. S.E. vol. XXI 5-56.（浜川祥枝訳　ある幻想の未来　フロイト著作集3　人文書院　1969）
────(1930) 'Civilization and its Discontents'. S.E. vol. XXI: 57-146.（浜川祥枝訳　文化への不満　フロイト著作集3　人文書院　1969）
Ferenczi, S. (1988) *Clinical Diary* Cambridge, MA: Hravard University Press.（森茂樹訳　臨床日記　みすず書房　2000）
Greenson, R. (1981) *Technique and Practice of Psychoanalysis*. London: Hogarth Press.
Haynal, A. (1988) *The Tecnique at Issue*. London: Karnac Books.
Humprey, C. (1969) *The Buddhist Way of Life*. London: Allen and Unsin.
McDougall, J. (1980) *Plea for a Measure of Abnormality*. New York: International Universities Press.
Needleman J (1976) On the Way to Self-Knowledge. New York: Knopf.
Nyanaponika, T. (1962) *Heart of Buddhist Meditation*. London: Century Hutchinson.
Scharff, D. (1992) *Refinding the Object and Reclaiming the Self*. Northvale, NJ: Jason Aronson.

Symington, N. (1985) 'The analyst's act of freedom as agent of therapeutic change'. Int. J. Psychoanal. Vol. 10: 283-91. (in Kohon 1986)
─── (1986) *The Analytic Experience.* London: Free Assocition Books. (成田善弘監訳 分析の経験──フロイトから対象関係論へ 創元社 2006)
Winnicott, D.W. (1947) 'Hate in the couter-transference' in *Collected Papers: Through Paediatrics to Psychoanalysis.* London: Tavistock. 1947 (中村留貴子訳 逆転移の中の憎しみ (北山修監訳 児童分析から精神分析へ──ウィニコット臨床論文集II 岩崎学術出版社 1990))
─── (1965) *The Maturational Object and Facilitating Environment.* London: Hogarth Press. (牛島定信訳 情緒発達の精神分析理論 岩崎学術出版社 1977)
Zetzel, E. (1968) 'The so-cslled "good hysteric"'. Int. J. Psychoanal. Vol. 49: 256-60
─── (1970) *The Capacity for Emotional Growth.* London: Hogarth Press.

本文参照文献
Bion, W. R. (1967) *Second Thoughts.* New York: Jason Aronson, pp.43-65.
─── (1970) *Attention and Interpretation.* London: Tavistock. p.73
Bollas, C. (1992) Forces of Destiny: Psychoanalysis and Human Idiom. London: Free Association Books, 77-92.
Burnett, F. H. (1984) *The Little Princess.* London: Penguin.
Coltart, N. (1986) 'Slouching towards Bethlehem…or thinking the unthinkable in psychoanalysis'. Reprinted in Kohon (1986), Coltart (1992).
─── (1988) 'The Assessment of Psychological-mindedness in the Diagnostic Interview'. Br. J. Psy. Vol. 153: 819-20.
─── (1990) *Attention.* Br. J. Psychotherapy. 7 (2), 164-74.
─── (1991a) 'The Analysis of an Elderly Patient'. Int. J. Psychoanal. Vol 72: 209 19. Reprinted in Coltart (1992)
─── (1991b) 'The Silent Patient'. Psychoanalytical Dialogues 1 (3), 279-93. Reprinted in Coltart (1992)
─── (1993) 'Is Psychoanalysis Another Religion?' in Ward, I. ed. (1993) Essays. London: Freud Museum.
─── (1937) 'Analysis terminable and interminable'. S.E. XXIII . (馬場謙一訳 終りある分析と終りなき分析 フロイト著作集6 人文書院 1970)
Kohon, G. Ed. (1986) The British School of Psychoanalysis: The Independent Tradition. London: Free Association Books. (西園昌久監訳 英国独立学派の精神分析──対象関係論の展開 岩崎学術出版社 1992)
Pahula, W. (1982) *What the Buddha Taught.* London: Faber and Faber.
Saint Paul's Letter to the Hebrews. Chapter 11, verse 1. 聖パウロ書簡 ヘブライ人への手紙 11章1節, 新約聖書
Symington, N. (1990) Bulletin of the British Psychoanalytical Society. Privately published.

解 題

　本書は，1993年に英国のSheldon Pressより発表された，「How to Survive as a Psychotherapist」の全訳である。著者ニナ・コルタート Nina Coltart は，英国独立学派の教育分析家だった女性で，本書を含め生涯に3冊の著作を出版した。その中で，本作のみが書下ろしであり[1]，他の2冊は論文集となっている（Coltart 1992, 1993, 1996）。本書は，コルタートの精神分析や精神分析的精神療法[2]での活動に目をとめた出版社の編集者から勧められて書いた入門書である。お読みいただければ分かることだが，コルタートと自身の研修時代から引退までの臨床実践を踏まえた骨太な記述になっている。彼女自身，この機会を特別なものと感じたようであった。

　本書の特徴をあげるなら，極めて歯切れのよい「エッセイ」調であることと，読者の心に「悩ましい考えを促す」ことだと言える。この2つの特徴は彼女自身と彼女の著作を理解する上でも鍵となる感覚といえるだろう。

　本書の解題を書くにあたって，その明快さゆえにどうしても要約に終ってしまうきらいがあった。そのため，ここでは本書の解説という形式をとらず，初めにいくつかの訳語を解説し，次いでコルタートの人生を辿り，彼女自身について検討を加えようと思う。そうすることで，コルタートの「精神療法」における姿勢や考え方をより理解しやすくなるだろう。

　なお，コルタートの私的エピソードについては，モリノMolino, A. が行ったインタビューに多くをよっていることをお断りしておきたい（Molino 1997, 松木 1998）。

---

[1] 実際には書き下ろしの章と，それまで様々なところで行った講演・セミナーの手直しが混ざっている。
[2] 本書の特徴をふまえ，以下単に「精神療法」とする。

訳語について

　現代の独立学派，ことにコルタートの場合，特に新しい専門用語を導入しない傾向が強い。それでも，いくつかの用語については，専門的な文脈で比較的統一されて用いられているため，訳者間でディスカッションをして，訳語の語感統一に努めた。

　Surviveおよびその派生形については，「生き残る」に統一した。本書の中では，とりわけキーワードだったため，他にも「生き延びる」や「生き抜く」なども検討したうえのことである。「生き残る」はあまりに一般的に用いられることと，生き残れなかった場合の帰結として，死や滅亡が直達的に連想されやすい。「生き延びる」は英国の詩人オーデン（Auden WH）に触発されて大江健三郎が著した「われらの狂気を生き延びる道を教えよ」のキーワードでもある（オーデンの原語はoutgrowであるが）（大江 1969）。最終的には，これまでウィニコット，ケースメントが用いた文脈での訳語であり，派生形にした時にも無理がこない「生き残る」に落ち着いた（Winnicott 1971, Casement 1985）。

　enjoyとその派生形は，いくつかの箇所で苦しいことを楽しんでしまう・喜んでしまうという倒錯的なニュアンスをおびがちであったが，最終的に，主に「楽しむ」，時に「喜ぶ」を使い分けることで日本語での誤解を回避するよう試みている。

　Psychological mindとその派生形は，本文第6章で詳しく触れられているようにコルタート独自の定義で用いられている言葉である。いくつかの訳語を検討したが，文脈による日本語としての「通り」と意味のバランスがとれた「心理的資質」に最終的に落ち着いた。これは，小此木が精神療法への適性として提示していた用語で，英語訳が同じ単語であった（小此木ら 1998）。コルタートの用語との関連は不明である。

　vocationは通常，宗教的な意味合いで天職・天命と訳される言葉だが，資質に基づいて精神療法家を続けていく自発的熱意という意味をとって，「使命感」も用いた。

　mind, spirit, soul, psycheは，専門的な用法であっても，どれも精神や心，

魂，時に頭や考えと訳される可能性を秘めているが，本書ではそれぞれ臨機応変に訳し，誤解が生じそうな部分では原語も付記した。

artについては，「芸術」，「技芸」，「芸」，「わざ」などがあげられたが，工芸や芸術，武術などに共通して用いることができ，現代日本語としての誤解も生じにくい「技巧」を今回は選択した。

最後に，本書では一貫して，psychotherapyと派生形を「精神療法」，therapyと派生形を「治療」で訳している。これは，わが国では，心理療法と精神療法を主に心理士が行うか精神科医が行うかで分ける方法が定着しているが，英語では両者ともpsychotherpyであること，コルタート自身が精神科医であったことからの選択である。ここで，コルタートが本書にもあるように，「精神療法」を専門的な「治療」であると認識していたことを改めて強調しておきたい。

コルタート評伝

コルタートは，名前から移民の家系と思われがちだが，彼女自身の知る限り，英国を母国としている。彼女は1928年にロンドンで生まれた。父親は外科系のGP（本書第4章訳注参照）で，母親の職業歴は不明だが，心理的資質がありながらも不安や抑うつの強い女性だったようである。他に，彼女には4歳年下の妹がいた。

彼女の家庭は，いわゆる英国中流階級だった。当時の中流階級はとても裕福で，彼女たちには年配の乳母がついていて，育児の大部分をその女性が担っていた。実は，この乳母はかつて母親の乳母もしており，しかも助産師をしていたため，時々父親の仕事も手伝っていたようである。

コルタートが11歳の時，彼女の人生にとって重大な出来事が起きた。戦争の激化により1940年に彼女と妹はスコットランドのコーンウォールCornwallという田舎町に疎開し，乳母が同行していた。ある時，妹がウィルス性の良性腺熱の一種にかかり，当時の田舎の医療では生きるか死ぬかのおおごととなった。至急ロンドンから呼ばれた両親が列車で到着するのを出迎えるため，コルタート一人が知り合いのタクシー運転手に連れられ駅で待っていた。しかし，列車は4時間経っても着かず，一度家に帰るこ

とになった。この時，タクシー運転手は駅員から列車が脱線し大惨事になったことを聞いていたのだが，彼のはからいでコルタートは家に着くまでそのことを知らなかったのだった。

　この事故で両親を一度に失い，コルタート姉妹は祖母に身元を引き取られた。しかし，祖母は子どもの世話が十分にできず，また子ども自体を好きではなかったようで，2人はすぐに私立の寄宿学校に入れられることになった。その後，彼女は15歳ごろまでに，ひどい抑うつと不安に悩まされるようになる。当時，彼女は女性の先輩に支られていたようである。

　高校を卒業すると彼女は，オックスフォード大学の近代語学科に入学した。当時からすると，女性が自分で奨学金を得てまで進学するのは異例のことだったが，彼女はそれをやりとげた。卒業すると再び奨学金を得て，スイスの大学院に留学する。彼女自身は，見聞を広げるために外国に遊学したかっただけで，卒業する気はなかったようである。この頃から彼女の（海外）旅行好きは始まっており，他の国から来た同級生のつてを頼って，様々な国に着の身着のままで旅行をしだしている。

　英国に戻るとすぐ，彼女は医学研修を受けることにした。これも当時の女性が自ら取り組むのは珍しいことだったのだが，彼女は奨学金を得て，ロンドンの聖バーソロミュー病院St. Bartholomew's Hospitalで住み込み研修医を始めた。研修修了後，彼女は続いて精神医学の専門研修を開始する。そこで知り合った留学生で，すでに英国精神分析協会の研修生になっていた女性がおり，彼女に勧められコルタートも精神分析の門を叩くことにしたのだった。驚くべきことに，彼女はそれまで，精神分析もフロイトの著作も見たことも聞いたこともなかったらしい（本書第8章参照）。彼女は，1961年から並行して精神科医としての開業も始めている（本書第7章に詳しい）。

　それから，彼女はエバ・ロゼンフェルドEva Rosenfeldの教育分析を受けだした。ロゼンフェルド夫人はウィーンでフロイトの教育分析を受けた後，彼と共に英国に亡命し，しばらくはアンナ・フロイトとも同居していた人物である[3]。彼女は地道な臨床家だったようだが，すでに70近く，引退していた。だが，コルタートの受験を担当した教官が彼女の生活史を聞いて，たまたま廊下で会ったロゼンフェルド夫人に彼女を任せたのだった。

それには理由があった。ロゼンフェルド夫人は，ウィーンを離れる前後に4人の子どものうち3人を亡くし，そのうち1人は事故だった。また，彼女はフロイトとの分析後も抑うつに悩み，2年ほどメラニー・クラインの治療も受けたようである。この喪失と強い抑うつという類似点から始められた治療は，コルタートが分析家として認定を受けた後も続き，7年で終結した。

　ここから，精神分析家としてのコルタートの活動が始まる。彼女はある時点で保険制度での開業精神科医（GP）の役割を捨て，自分のクリニックで精神分析と「精神療法」のみを行うようになった。彼女は地道に着実に自分の臨床や学問，それに社会的立場を確立していったようである。1972年には教育分析家になり，1982年からは協会附属のロンドンクリニックの所長を10年以上務め，1990年代初頭まで協会の副会長をも務めた。同時に，彼女は精神分析や「精神療法」への適否をみる診断面接をトータルで3000ケース以上こなしたり，セミナーや講演，スーパービジョン，教育分析など教育的な役割も多く果たした。その中でも，彼女はしだいに「精神療法」への愛着を深め，論文のいくつかは分析の雑誌ではなく「精神療法」の雑誌に掲載されている。何より本書のタイトルがそれをよく示していると言える。

　彼女の歯切れのよさと講演のための長旅を辞さない行動力（これは趣味でもあったわけだが）は，世界各国に同僚や仲間を生み出した。独立学派の中では，オーストラリアのコーホンKohon, G. が監修した「英国独立学派の精神分析」に論文が収載され，アメリカ出身のボラスBollas, C. とは私的な親交も深めていった[4]。アメリカのシャーフScharff, D. には請われて講演と論文を提供している。

　他方，彼女の著作活動はとても晩成だった。1967年の認定を受けた時の性倒錯患者についての論文自体も1996年に出版された3作目「赤ん坊と沐

3　クライン派第二世代の雄，ハーバート・ロゼンフェルドHerbert Rosenfeldとは無関係である。

4　ある時，彼は夜中に長電話をしてきて，コルタートが最後の著作と決めていた3作目のタイトルを，「終焉こそ，わが始まり In My Ending is My Beginning」に変えるよう勧め，もののみごとに彼女に却下されている。

浴の湯The Baby and the Bathwater[5]」で初めて公表されたものだったし，次に発表した論文は，1981年の有名な「ベッレヘムに身を屈め歩むこと（Slouching towards Bethlehem）」だった。そして，3つの著作は1992年から1996年の間に続けざまに出版されている。彼女は論文や著作活動は経験が少ない内に慌てて始めるべきではないと真剣に考えていた。

ここまでを振り返ると，コルタートの生涯は波乱に満ちたものである。特に両親を失ってから寄宿学校を卒業するまでのひどい抑うつと，その後精神分析家として成功するまでの勢いには，強烈なコントラストがみられる。このことを知ったうえで，本書にみられるようなコルタートの臨床やものの考え方を読むと，彼女自身についても私たちの臨床についても自然といくつもの考えが湧いてくるのである。だが，彼女の「悩ましさ」にはまだ続きがある。

コルタートは1994年に突然協会を去り，公式の精神分析家を辞め，「精神療法」家としての活動もどんどん縮小していった。彼女は引退したのである。この突然の，しかし彼女の確固とした意志によるできごとは，周囲をかなり驚かせたようだ。同僚だけでなく，かつての患者までもが，彼女にもう一度戻るよう持ちかけたが，徒労に終わるばかりだった。彼女は精神分析や臨床への自分の興味が尽き，飽きてしまったと公言してはばからなかった。引退後の生活は，趣味と仏教を中心としたものだったようである。ガーデニング，講演旅行，依頼原稿をこなす以外に，地元の屋敷の家番を勤めたり，小学校の校長もしていた。そして，1997年，彼女は癌を患い，それが進行していて治療の意義がないと悟ると，6月に自ら死を選択するに到ったのである。安楽死と言うべきか，自殺と言うべきかは定かではない。享年67歳，生涯独身であった。

今や彼女の文章だけでなく，彼女の人生が，そして彼女自身が「悩ましい」ことは明白だと思われる。そこで，ここからは本書にも関連するいく

---

5 このタイトルは，英語の諺Don't empty (throw) the baby out with the bathwater. からとっている。意味は，誤って悪いものと一緒に良いものを捨てないようにというものである。同書収載の同名論文は，精神分析での彼女の考えのみならず，彼女が周囲から身につけてきた様々なことについて述べたエッセイ調の展望になっている。

つかのトピックスを詳述しようと思う。

・両親や乳母との関係
　彼女は，多忙で不在がちで古いスコットランド人特有の皮肉っぽさを持った父親を意識的にはあまり好きではなかったようである。彼女はロゼンフェルド夫人の分析を受けるまで，自分が父親に同一化していたことにまったく気づかなかった。「文学を学んではいたが，初めから医者になろうとは思っていた」と，駆け足で医学の道まで進んだにも関わらず，である。しかも，幼少期に父親の診察室で当時流行していたフロイトの著作を発見していたことを分析後に想起したにもかかわらず，なお「私は父と違って，外科医にはならず精神科医になった」と違う面を強調していた。また，母親については，鬼のようなdemonic祖母に育てられた線の細い気の毒な人と認識したようである。その祖母についても，長男を事故で亡くしている気の毒な人と思っていた。一方，乳母に対しては著しく理想化し，愛着を抱いていた。彼女はお産の手伝いで時々数週間留守にしたのだが，コルタートはそれが彼女にとっての愛着対象との別離と再開の反復体験だったと述べている。こうしたエピソードをみると，彼女は，年長の母親的な対象に対し強く愛着を向けたり，憎しみを合理化したりしがちなことがうかがえる。

・独身の選択
　コルタート本人は，それを両親を突然失った者の主体的な選択だと述べているが，その点には疑問が残る。というのは，彼女の妹は，反動形成かもしれないが，かなり年長の男性と早くに結婚し，4人の子どもとその孫に恵まれているのである。また，彼女は子どもが好きだと言う一方で，誰にも自分の生活を邪魔されたくないとも述べている。彼女自身がわざわざ語っていたことを信じれば，彼女は少なくとも顕在的な同性愛者ではなかったようである。どちらかといえば，異性との愛情を育むことを遠ざけざるを得なかったのだろう。

・教育分析について

　コルタートは，精神分析に大分助けられたと長い間感じていた。彼女の「精神療法」への使命感vocationの強さは，このことと，後でも述べる宗教指向的な資質が関係しているようである。しかし，時間が経つにつれ，彼女の中で自分の問題が1度の分析で十分ワークスルーできなかったことが再び問題になった。ロゼンフェルド夫人は真摯な分析家だったが，理論も技法も古典的すぎたと彼女は感じた。コルタートはこの自分の問題の大きさに気づいていたようで，もしもう一人分析を受けるとしたら，ビオンが良かったと感じていた。しかし，それは彼のアメリカ移住もあって実現しなかった[6]。

・宗教について

　本書でも述べられているように，フロイトの影響から精神分析家や「精神療法」家には宗教をタブー視する傾向が強いのだが，実はコルタートは青年期まで敬虔なクリスチャンだった。それも，とても厳正に戒律を守っていたようである。しかし，20代中頃に「遅まきながら性的に活発な時期を迎えた」ことで，戒律との矛盾が避けられなくなって自然とキリスト教から離れていった。その後，精神分析に熱意を向けた期間の後，1980年過ぎに小乗（上座部）仏教に出会い，仏教の道に没頭していく（本書第8章参照）。彼女が一番魅かれたのは「無我no-self Anatta」の概念だったようである。だが，これも一つの点を浮き彫りにしていると言える。彼女はそれだけ内的苦痛を耐え難く感じ続けていたということである。そうすると，コルタートの人生の選択の激しさや歯切れ・きっぷのよさは，抑うつや不安の強さの反動形成だったともとれる。

・コルタートの臨床

　本書の診断面接の描写からは，彼女はとてもクールで，厳しい人のように見える。しかし，治療面接では，彼女がいかに忍耐強く，投げ出さない人物かがお分かりであろう。彼女の論文の症例をみると，自らのものであ

---

[6] 彼女は研修時代にビオンのセミナーを受け感銘を受けており，また，本書や他の論文でも，（特に，注意attentionについて）彼の影響を受けていることが如実に伺える。

れスーパービジョンのケースであれ，重症な患者が多いということも分かる。妄想的な患者，倒錯患者，心気症や重症の心身症患者というだけではない。自他ともに認めるように，自殺や病死を免れなかった（もしくは，そう推測される）症例がいくつも出てくるのである。これは，他の項で述べてきた彼女の意識的・無意識的な指向性とも深く関わっていると思われる。つまり，逆の言い方をすると，彼女は重症な人をあえて選択する傾向があったのかもしれない。だが，このことが精神分析の新しい地平に光を当てる原動力でもあったのである。一般的に言っても，臨床的研究が新たに開かれるのは，その時代の困難な症例に取り組むことによってであるのは，これまでの精神分析の歴史をみても同様に思われる。

・独立学派やクライン派との関わり

彼女は個人的に考えや行動の自由を重んじていたので，自然と独立学派に属する形になっていった。独立学派はその理論や技法もさることながら，臨床を重んじ，正に独立自尊な分析家が結果として多い。

インタビューの中で，彼女は，英国ではクライン派が専制的なカリスマのもと宗教的になっていることを批判している。かつて，クラインの後継者ハンナ・シーガルHanna Segalの権威が著しかった時代を指しているようである。だが，彼女はメラニー・クラインそのものを批判したわけではない。一方でアンナ・フロイトも同じように専制的な性質は持っていたとしつつ，正しさや権威の感覚のもと，ある集団が支配的・固定的になることを嫌悪したのである。

彼女の時代には派閥間の表立った争いはすでにおさまっていたから，何も明確に述べられないと思うが，1950年以降英国での精神分析活動は，学問としてもそれを擁する組織やその社会的地位においても安定し，拡張や維持や保守の時代に到達していたのだろう。彼女は，協会が分裂していた方が良かったのではないかとまで言っているが，もちろん，彼女自身の独立自尊にこだわり「すぎる」性質の合理化である可能性も否定しがたい。

・コルタートの著述手法について

本書に限らず，彼女の文体はおおよそエッセイ調である。語り口調と言っ

ても過言ではない。彼女は意図してそうしていたようで，患者や研修生に「あなたが書いたものを読んでいると，あなたの話を聞いているようだ」と言われるのを好んだ。これは，精神分析の最近の論文作法があまりに堅く，儀式的な格調を重んじる傾向を危惧してのことでもあった[7]。

　コルタート自身は「私はヒステリータイプのもの書き」と述べている。つまり，作業的に文章を練り上げるより，心の中で温まったことが湧いてくるのに任せて書くタイプだというのである。だが，彼女の文章の悩ましさや難解さと並存する，近代文学からの引用や語り口の美しさと明晰さは，彼女の文学的な素養から得られたものとも言える[8]。 ボラスも，コルタートの3作目の前書きで，彼女の独立学派精神分析の中での文学的価値を，ウィニコット Winnicot, D.W. ・ライクロフト Rycroft, C. ・カーン Kahn, M. ・ミルナー Milner, M. と並べ，絶賛している[9]。 ここに今ひとつの独立学派の共通性を見出せよう。彼らが，エッセイや物語性 narrative を指向しているのは，論文が読まれることによって喚起されるものを重視しているためである，と言えそうである。ただし，現代精神分析の世界に理論的に過ぎる記述技法がある一方で，独立学派の論文がエッセイ調，物語り調が強調され過ぎるきらいがあることも述べておく必要があろう。

・死に方について

　宗教的にであれ，精神分析的にであれ，コルタートが個人として死ぬ間際にどんな感情や考えを抱いたのかを知るのは不可能である。しかし，彼女が晩年，死ぬことへの恐怖が受け入れられるようになったと述べていたこと，彼女がなぜか死にいたる患者を多く見ていたこと（第4章も参照），彼女が亡くなった後も，患者を含め，彼女の周囲の人たちは何人も生き残っている現実を考えると，やはりかなり悩ましい事態だと言える。自ら命を落とすことについての考え方は，どの宗教やどの心理学でも，一般にアン

---

[7] コルタートは，フロイトはとても文学的にすぐれていたと述べている。
[8] 一方，コルタートには数理的論理の素質はまったくなかった。
[9] ボラスはコルタートと親交があったので，ひいき目があるかもしれない。また，彼はこの記述に，「最後の独立学派」とも添えている。おそらく，クライン派・独立学派と分けるような一つの時代はすでに終わっていると言いたかったのではないだろうか？

ビバレントなものだが，彼女の自殺はその「悩ましさ」を露わに示す形になったわけである。

　最後に，筆者の私的な見解をまとめたいと思う。コルタートの人生や臨床的学問の悩ましさが役に立つのは，とてもプリミティブな疑問をかき立てるところである。そういったことが，すぐには理解できないことの連続である日々の臨床に持ちこたえ，生き残る糧になる面があると言える。例をあげるなら，人は生きる「べき」なのだろうか？　配偶し，生殖するのが正常なのだろうか？　それとも，それらを理想として見ていないと生きていけないのだろうか？　心理的や宗教的資質は，個人や社会の不安定さの程度で決まるのだろうか？　人は，対象や行動を欲求から選ぶのだろうか？　不安を避ける意味が大きいのだろうか？　などである。どれも，不可解か流動的なものだが，私たちは，臨床であれ実生活であれこうした「悩ましさ」が浮かぶ状況が生じると，その場では取り急ぎの答えにすがりたくなるものだと思う。

　彼女は，同時代の女性としては自分はとても風変わりeccentricだと述べていた。また松木邦裕氏はロンドン滞在時にコルタートの講演を聞いており，「彼女の語り口の明快さ，切れ味のよさに感銘を受けた。それに知的で身なりも洗練されている，女性としてとても魅力的な人だった」と感想を述べていた。彼女は，よくも悪くも知性と情感に富んだ女性だったのだろう。コルタートのこれら全ての特徴が，苦悩と気楽さ，狂気と正気，生と死にまたがる人間の「悩み」をどうにもむき出しにするものだったのかもしれない。

　なお，この翻訳では，原文にはない小見出しを入れている。これはそれぞれの章の概要を表すためにそうしたものである。蛇足のそしりをまぬがれないかもしれないが，その場合には，無視してお読みいただければと思う。
　今回の翻訳にあたって，エッセイの読解について，長年英国に在住してこられた片岡郁美氏・杉原奈都子氏・吉田真理子氏に，一部ご指導をいた

だいた。英国での精神療法の実情とコルタートの生前の姿は，それぞれ愛知の浅野元志先生，福岡の松木邦裕先生に快く話題をご提供いただいた。また，岩崎学術出版社の唐沢礼子氏の甚大な助力なくしては出版にこぎつけなかったのが事実である。そして，私たちの家族の理解は，無言の支えとなっていた。言葉にしつくせないが，全ての方に感謝の意を表したい。

藤本　浩之

<解題参考文献>

Casement, P. (1985) *On Learning from the Patient*. London: Tavistock. (松木邦裕訳　患者から学ぶ　ウィニコットとビオンの臨床応用　岩崎学術出版社　1991)

Coltart N. (1986) 'Slouching towards Bethlehem…or thinking the unthinkable in psychoanalysis'. in Kohon, G. (1986), Coltart, N. (1992).

─── (1992) *Slouching Towards Bethlehem: And Further Psychoanalytic Exploration*. London: Free Association Books.

─── (1993) *How to Survive as a Psychotherapist*. London: Sheldon Press.

─── (1996a) *The Baby and the Bathwater*. London: Karnac Books.

─── (1996b) 'The man with two mothers'. in Coltart N (1996) *The Baby and the Bathwater*: pp. 1-22

─── (1996c) 'Blood, Shit, and Tears; a case of ulcerative colitis treated by psychoanalysis'. in Coltart, N. (1996) *The Baby and the Bathwater*. pp. 91-108.

Kohon, G. Ed. (1985) *The British School of Psychoanalysis: The Independent Tradition*. London: Free Association Books. (西園昌久監訳　英国独立学派の精神分析──対象関係論の展開　岩崎学術出版社　1992)

Molino, A. (1997) *Freely Associated Encounters in Psychoanalysis with Christoper Bollas, Joyce McDougall, Michael Eigen, Adam Phillips and Nina Coltart*. London: Free Associttation Books.

Winnicott, D. W. (1971) *Playing and Reality*. London: Tavistock. (橋本雅雄訳　遊ぶことと現実　岩崎学術出版社　1979)

大江健三郎 (1969) われらの狂気を生き延びる道を教えよ. 新潮社.

松木邦裕 (1998)『ビオンとの対話──そして，最後の四つの論文』への招待. (ビオン，W.R. (1998) 祖父江典人訳　ビオンとの対話──そして，最後の四つの論文　金剛出版　pp. 3-8))

索 引

あ行

握手　40
アセスメント　61, 74-94, 95-110
　　——でのメモ　102
　　——の技巧　95, 98, 106, 110
　　——の自然な休止点　105
　　——の要約　105
遊ばせること（感情を）　55
あだ名　28-29, 47
アドラー Adler, A.　18
「暴かれる」　153
編み物　134
アンナ・フロイト Freud, A.　134
アンビバレンス　66, 78, 82, 147
　　コンサルテーションへの——　80
行き止まり（治療の）　26
生き残る　27, 41, 58, 59, 74, 117, 131, 140, 141, 142, 144, 151, 154, 158
　　患者として——　38
　　気を楽に——　31, 39
　　健康に——　61, 149
　　幸福に——　136, 149
　　精神療法家として——　i, ii, 2-14
　　戦争を——　1
　　楽しみながら、喜びとともに——　ii, 2, 3, 7, 30, 57, 59, 93, 95, 111, 144, 155
　　非報復的に——　i
意志　18, 25, 30
イス　36, 40, 102, 127, 131
一神教　8, 152
偽り　26, 156
イド（わがままで、自己中心的な）　151
糸巻き遊び　150
インスピレーション　140
引退（リタイア）　ii, 134

ウィニコット Winnicott, D. W. I, 54
嘘　117-119, 151
うつ　53, 59
　　焦燥抑——状態　127
　　精神病的——　60
運動（余暇としての）　134
エディプス的勝利　128
お金　34, 99　（参照→料金）
置き換え　124
押しつけ（改善の）　25
お手洗い　39, 102
驚き　21, 25, 27, 131, 138, 144
面白さ（臨床の）　131
「終わりある分析と終わりなき分析」　11

か行

開業　31, 86, 100, 120, 131
　　精神科医の——　111, 112
悔恨　154
解釈　19, 27, 28, 56, 70, 76, 79, 105, 125, 128, 129, 150
　　アセスメントでの——　103
　　転移——　19, 107
　　深い——　104
　　——する喜び　57
懐柔　126
改善（患者の）　25, 58
カウチ　16, 19, 28, 36, 40, 125-127
カウンセリング　32
格闘　1, 151, 152
かくまう（現実から）　12
家族（家庭）　5, 6, 142, 146
合体（崇高な他者との）　154
葛藤的ニード　145
神　152-154

神の形をした間隙　152
カリスマ　152
過量服薬　60, 116
感謝　49
患者
　　自殺企図をする——　60
　　沈黙する——　56
　　年老いた——　122
　　よく話す——　56
　　——の見つけ方　32, 34
感受性　28, 151
感傷　104, 105
観照　155
願望
　　患者の治療への——　78
　　患者への——　58
　　治療者への——　148
記憶なく，欲望なく　24, 57, 73, 149
記憶や欲望　35, 93
技巧art　55, 94, 95
　　コンサルテーションの——　110
　　仕事全体の——　109
　　旅の——　136
傷つき　1, 127, 130, 153
　　患者の——　85, 101, 104, 105
　　治療者の——　59, 60
　　——やすさ　55, 148
期待（患者への）　58
喫煙　41, 44
気分転換　135
技法　9, 57, 93
　　柔軟な——　54, 59
希望
　　患者の——　60
　　患者への——　58
　　治療者の——　25, 59, 149
奇妙　1, 127, 130
　　——な患者　114
　　——な仕事　27
逆転移　19, 55, 93

——からの反響　56, 84
休暇　41, 129
教育精神療法　4, 9
教育分析　22, 51
共感　22, 55
狂気　71, 72
教義　152
競争　147
脅迫（陽性転移に基づく）　121
共謀　65
気楽さ　31, 32, 38, 42, 43, 53, 157（参照→リラックス）
キリスト教　148, 152, 156
近親姦　128
禁欲　55
空間　115
空想
　　赤ん坊を産む——　129
　　自慰——　92
　　自由な——　38
　　転移性の——　78
　　——生活　129
くつろぎと快適さ（面接室の）　35
苦難　2, 136
　　心的——　11
　　リアルな——　3
苦悩　33, 59
　　患者の——　65
　　心理的——　53
クライアント　32, 33
クライエント　33
クライン派　104
訓練（参照→トレーニング）
　　医学的——　89, 108
　　精神分析的精神療法の——　2-14, 22-24
　　精神分析の——　138
　　精神療法の——　111
経験不足　149
経済状態（研修生の）　5
軽躁状態　70-72

軽蔑　　69, 128
ケースメント Casement, P.　　i
決断（患者の）　　59
権威　　151, 152
元気づけ（本当の）　　100
原子価 valency　　139
権利（人としての）　　61
講演旅行　　140
攻撃性　　17
　赤ん坊の——　　i
　治療者の——　　105, 135
　——の創造的利用　　105
行動化　　66
　奇怪な——　　118
肛門性格　　29
コーホン Kohon, G.　　iv, 142
個人らしさ personhood　　33
孤独　　2, 70, 130, 141, 143-146
コミュニケーションの停滞　　27（参照→行き止まり）
孤立　　142
　内的な——　　157
コルタート，ニナ Coltart, N.　　ii
コンサルテーション　　15, 34, 44, 74-94, 95-110
　医学的——　　86-94
コンテイナー　　12, 32, 129
困難　　154
混乱（患者の）　　60
混乱（治療者の）　　148

さ行

罪悪感　　124, 129, 156
　神経症的な——　　156
　治療者の——　　59
再演（出産の）　　126
催眠状態　　116-117
催眠療法　　92
ささいなこと（うわべは）　　31, 32, 35, 37, 110

サディズム　　29, 104
サドマゾ的　　117
幸せ（患者の）　　25, 59
自我　　52
　——の弱体化　　148
　——の柔軟性　　12
　——の変化　　12
視覚情報　　16
資格認定　　10, 13, 51
時間　　5, 6, 26
自己愛→ナルシシズム
自己評価（治療者の）　　59
自己分析　　12-13, 19, 26, 146
自殺　　59, 61-73, 122
自信　　5, 35, 41, 59, 93, 149
失敗（治療の）　　60
自発性　　20, 57
支払い　　42-44, 109（参照→料金・不払い）
「自分でないもの」　　154
嗜癖　　24, 99
シミントン Symington, N.　　148
使命感 vocation　　7, 8, 43（参照→天職）
シャルコー Charcot, J.M.　　66
自由（研修生の）　　153
自由（本物の）　　25-26
宗教　　8, 150, 151-154
　——とフロイト　　17, 150, 152
終結　　10, 12, 49, 55, 129
　——の人為性　　11
従順　　152
集約度（治療の）　　15
自由連想　　16, 127, 133, 156
　治療者の——　　93
出産　　128
出生外傷　　18
シュナイダー Schneider, K.　　37
純真無垢　　27, 58
昇華　　135
消化　　146

索　引　177

紹介（患者の）　　34, 77, 80, 86, 96, 106, 110, 114
正直　　61, 151
象徴　　49
衝動　　66, 92
職業アイデンティティ　　14
助言　　53
女性　　144
自立　　144-145
心気症　　91-92
神経症者の惨めさ　　157
信仰Faith　　148
　　――心をなくす　　152
　　――の源泉　　154
信者（宗教の）　　8, 17
信じること　　110, 121, 148, 149, 153, 158
心身症　　54
親切　　104-105
身体が語ること　　127
診断　　61, 86, 89, 91, 95, 106, 107, 108, 112
　　医学的――　　86, 108
心的構造論　　17
侵入　　40
信念（信頼，信用，確信）faith　　iii, 2, 73, 109, 111, 148, 149, 157
　　治療プロセスへの――　　122
心理的資質psychological mind　　12, 13, 21, 26, 61, 62, 75, 83, 83, 98-100, 106, 109, 118, 129
心理的理解　　156
睡眠　　23
スーパーバイザー　　6
スーパービジョン　　4, 10
健やかさ（患者の）　　59
スプリット（スプリッティング・分裂）　　54, 57, 65, 73, 147
　　健全な――　　54
座りっぱなし　　32, 133, 134
性　　17

誠意（治療者の）　　58, 59
生活史　　98, 100, 106, 107, 128
性交の幻想　　125
静寂　　105（参照→沈黙）
精神衛生（治療者の）　　57
精神病質　　84
精神病性人格　　88
精神病理　　139
精神分析 vs 精神療法　　15
精神分析運動　　17
精神分析協会　　139, 141, 142, 147
精神分析的精神療法協会　　146, 147
精神分析的治療の共通点　　19
精神分析と精神分析的精神療法のちがい　　15, 19
精神療法家
　　――であること　　3
　　――になること　　3
性的虐待　　128
性的な行動　　127
生徒　　5
正当化（罪悪感や恥の）　　129
世界観（治療者の）　　58
責任　　5
　　患者の――　　58, 59
　　自己の――　　154
　　自分への――　　151
セッティング（面接室の）　　35-39
絶望（治療者の）　　149（参照→希望）
前意識　　56, 141
戦争（第二次世界大戦）　　1
選択　　144, 145
　　自律的――　　12
喪失感　　10-12
喪失体験　　10-11
創造性（研修生の）　　153
尊厳（患者の）　　33

た行

第一級症状　　37

退行　88, 125, 127
　　トレーニング中の——　8
対話（治療的な）　65
対話（転移外の）　19
タウスク Tausk, V.　18
耐え難いもの　154
正しさ　39
　　政治的——　61
立て直し　53
楽しさ　138（参照→喜び）
　　アセスメントの——　93
　　生き残るプロセスでの——　131
　　人生の——　1
　　パラドックスの——　56
旅　135
タブー　59, 133
騙す　151
探究（探索）
　　一瞬での——　56
　　心の——　15
　　治療者自身の——　53
　　転移の状態の——　56
誕生　128

注意（配慮）attention　69, 74, 93, 103, 115, 127
　　生身の——　89
中年期危機　90
超自我　87, 156
　　意識的な——　128
　　——的規範　153
　　——による苛酷な批判　151
直感　26, 29, 30, 89, 111, 127, 144, 158
治療結果　45
治療者のあり方　25
治療の処方　86
治療の薦め　105
沈黙　146
　　分析的な——　26, 53
償い　139, 156

抵抗　83, 146
　　アンビバレントな——　106
　　患者の——　26
　　治療者に湧く——　28
適応（治療への）　83
適応外（治療への）　74, 75, 83
哲学　151
　　実用的——　148
　　人生——　151, 153
転移　11, 19, 40, 48, 49, 55, 62, 65, 116, 117
　　——感情　84
　　——操作　24
電気けいれん療法（ECT）　97, 112
天職 vocation　149（参照→使命感）
電話　48
問いと答　52-53
同一化　144
　　失われた人への——　12
　　過剰な——　119
　　健康な——　120
　　し損ねた——　122
　　自分の分析家への——　13
　　治療者の自信に対する——　149
同一視　i
投影　75, 123, 128
　　患者からの無意識の——　56
　　グループの——　147
　　心気症の——　92
　　——機制　88
投影同一化（患者からの無意識の）　56
投影同一化（人格の精神病部分の）　88
統合　151, 153
統合失調症　37, 88
倒錯　22, 23, 24
洞察　29, 69, 105, 156
　　責任についての——　85
　　倫理的な——　147
洞察力　62

索引　179

独立学派　i, iv, 148
突破口が開かれること　29
トラウマ　i, 103, 104（参照→傷つき）
トレーニング　3-14, 51-54（参照→訓練）
貪欲　43, 156

な行

内省的なプロセス　153
内的理由（患者の）　58
名前の呼び方　46
ナルシシズム（自己愛）　38, 148
　　治療者の——　26, 59（参照→傷つき）
二次疾病利得　58
妊娠　128
忍耐　149
盗む　151

は行

パーティ　147
剥奪された生活背景　60
恥　129
恥じらい　124
破綻　130
　　精神病性——　37
母親　i
　　——の不親切　127
パラドックス　11, 25, 51〜54, 62, 63, 73
　　究極の——　59（参照→自殺）
パラノイア　91, 92
バリント　Balint, M.　40
反抗　45, 46, 144
反省（仕事の）　146
反動形成　120
万能　150
　　——感　61

半-妄想的な考え　57
ビオン　Bion, W.R.　24, 25, 57, 73, 88, 96
ヒステリー　59, 60, 91, 119
　　大——　66
　　——性の遁走　125
ヒステリカルなパーソナリティ　130
非-精神病性人格　88
非対称的関係　11, 34, 49
美徳　61
一人でいること　143, 144
皮肉　62
否認　65, 82, 128, 129
　　性欲の——　129
非人間的　57, 133
平等　34
　　不——　34
ひらめき（理解の）　27
頻度（治療の）　15, 20, 23, 26
ファーストネーム　47, 48, 84
不安（初心者の）　13
不安（治療者の）　54
フェレンツィ　Ferenczi, S.　40
不気味なもの　140
服従　152
普通の人　8, 52, 77
仏教　154, 158
　　——の心理学　156
仏陀　155
　　——とフロイト　155
不払い　44（参照→料金・支払い）
プライド（治療者の）　59
フルタイム　133
ふるまい（治療者の）　40
プレゼント　46, 49
フロイト　Freud, S.　9, 10, 16, 52, 55, 57, 92, 134, 138, 157
フロイト派　16
雰囲気（不自然な，妄想的な）　147
文献　9, 54
分析心理学　17

分裂排除→スプリット
平和　146
別離（離別）　9, 10, 11, 70
　　──の痛み　12-13
変化　95, 143, 144
変容 transformation　95, 96
変容（ライヒの）　18
防衛　29, 144
妨害（オープンさへの）　25
妨害（外部からの）　48
防御　12
保護（協会による）　146
没頭（自分への）　151
ボディ・ランゲージ　44, 105
微笑み　102
　　治療者の──　102
ボラス　Bollas, C.　i, 96

ま行

魔　157
待合室　28, 39, 102, 105
マネージメント（臨床現場の）　35, 39, 40, 46
満足（治療者の）　104
身だしなみ（治療者の）　38, 39
満ち足りた無関心　91（参照→ヒステリー）
妙技（心の）　54
無意識　13, 19, 52, 98, 100, 104, 108, 144
　　治療者の──　16, 23, 93, 132
　　──的なとらわれ　129
無限の可能性　131
無限の変化　131
矛盾　5, 25, 51, 54, 55, 65
無知　149
無力　140
瞑想　154, 155, 156
喪　13, 70,
　　──の作業（仕事）　12

妄想　57, 123
妄想型精神病　84
問題の理解　100

や行

ユーモア　102
豊かな連想　ii
ユダヤ教　152, 156
ユダヤ人　1
夢　76
夢の解釈　56
ユング　Jung, C.G.　17
陽性感情　57
余暇　132
予期せぬ　20
欲望→記憶や欲望
予備面接　42, 95, 96
寄りそうこと　53
喜び　1（参照→楽しさ）
　　研修生の──　153
　　組織に参加する──　146

ら行

ライヒ　Reich, W.　18
ライフスタイル　145
ラカン　Lacan, J.　18
ラポール　99, 100
ランク　Rank, O.　18
リアルな感情　11
リストカット　60
理想化
　　自分自身の──　61
　　精神分析家の──　147
　　精神分析の──　7, 61
リフレッシュ　93
流産　128
料金　38, 40, 42, 43, 46, 109（参照→支払い・不払い）
　　高額な──　115

最高—— *43*
——の相場 *43*
低い—— *43*
リラックス *100, 102, 150*（参照→気楽さ）
倫理 *147, 148*
　職業—— *55*
　　パラドキシカルな—— *54*
　——観 *26*
　——的哲学 *150*
　——的な発達 *153*
　——的判断 *158*
留守番電話 *38, 49*

礼儀 *101*
冷酷さ *128*
レイン Raign, R.D. *18*
連続性（患者の物語の） *105*
連続性（治療の） *15*

わ行

ワークスルー *11, 49, 53, 74, 104, 145*
若い精神療法家 *ii, 4, 43, 51, 141*
忘れる（予約を） *80–82*

監訳者略歴

館直彦（たち　なおひこ）
1953年　東京に生まれる
1981年　大阪大学医学部卒
　　　　東京慈恵会医科大学講師，聖徳大学教授などを経て
2004年　天理大学大学院臨床人間学研究科教授
現　職　たちメンタルクリニック
専　門　精神分析学，思春期青年期精神医学
著訳書　『境界例』（共編著），エイブラム著『ウィニコット用語辞典』（監訳）など多数
担当章　第7章，第8章および監訳

訳者略歴

藤本浩之（ふじもと　ひろゆき）
1993年　千葉大学医学部卒業
　　　　東京慈恵会医科大学精神医学講座助手，多摩川病院精神科診療部長，
　　　　メンタルクリニック院長を歴任。
現　職　The Institute代表，SDMコンサルティングクリニック院長
　　　　日本精神分析学会認定精神分析的精神療法医
専　攻　臨床精神分析学
訳　書　ボラス著『対象の影』（共訳）
担当章　第1章，第3章，第4章，第5章

関真粧美（せき　まさみ）
早稲田大学博士課程中退
北山研究所（＝南青山心理相談室）で精神分析的心理療法を行う
日本精神分析学会認定心理療法士，臨床心理士
担当章　第2章，第6章

精神療法家として生き残ること

ISBN978-4-7533-0700-5

監訳者
館　直彦

第1刷　2007年2月25日
第2刷　2019年9月20日

印刷　㈱新協／製本　㈱若林製本工場
発行所　㈱岩崎学術出版社　〒101-0062　東京都千代田区神田駿河台3-6-1
発行者　杉田　啓三
電話　03-5577-6817　FAX　03-5577-6837
2007ⓒ　岩崎学術出版社
乱丁・落丁本はおとりかえいたします。検印省略

精神分析という経験	C・ボラス 著
○事物のミステリー	館直彦，横井公一 監訳
もの想いと解釈	T・H・オグデン 著
○人間的な何かを感じとること	大矢泰士 訳
精神分析入門講座	J・ミルトン他 著
○英国学派を中心に	松木邦裕 監訳
精神分析的発達論の統合①	P・タイソン他 著
	馬場禮子 監訳
入門メルツァーの精神分析論考	S・F・キャセッセ 著
○フロイト・クライン・ビオンからの系譜	木部則雄・脇谷順子 訳
現代クライン派入門	C・ブロンスタイン 編
○基本概念の臨床的理解	福本修・平井正三 監訳
愛情剥奪と非行	D・W・ウィニコット 著
○ウィニコット著作集2	西村良二 監訳
小児医学から精神分析へ	D・W・ウィニコット 著
○ウィニコット臨床論文集	北山修 監訳
心的平衡と心的変化	B・ジョセフ 著
	小川豊昭 訳